Heidrun Becker

Kinder mit motorischen Entwicklungsstörungen
Ein Ratgeber für Eltern, Pädagogen und Therapeuten

RATGEBER
für Angehörige, Betroffene und Fachleute

Herausgeber:

DEUTSCHER VERBAND DER
ERGOTHERAPEUTEN E.V.

Heidrun Becker

Kinder mit motorischen Entwicklungsstörungen

Ein Ratgeber für Eltern, Pädagogen und Therapeuten

 Das Gesundheitsforum

Bibliografische Information der Deutschen Nationalbibliothek

Die Deutsche Nationalbibliothek verzeichnet diese Publikation in der Deutschen Nationalbibliografie; detaillierte bibliografische Daten sind im Internet über http://dnb.d-nb.de abrufbar.

Die Informationen in diesem Ratgeber sind von der Verfasserin und dem Verlag sorgfältig erwogen und geprüft, dennoch kann eine Garantie nicht übernommen werden. Eine Haftung der Verfasserin bzw. des Verlages und seiner Beauftragten für Personen-, Sach- und Vermögensschäden ist ausgeschlossen.

Besuchen Sie uns im Internet: www.schulz-kirchner.de

1. Auflage 2011
ISBN 978-3-8248-0862-5
Alle Rechte vorbehalten
© Schulz-Kirchner Verlag GmbH, 2011
Mollweg 2, D-65510 Idstein
Vertretungsberechtigter Geschäftsführer: Dr. Ullrich Schulz-Kirchner
Umschlagfoto: © Anatoliy Samara · fotolia.com
Foto Autorin: John Canciani
Fotos Innenteil: DVE Deutscher Verband der Ergotherapeuten e.V., Bernhard Ferber
Fachlektorat: Reinhild Ferber
Lektorat: Doris Zimmermann
Umschlagentwurf und Layout: Petra Jeck, Laura Schönborn
Druck und Bindung:
wd print + medien GmbH, Elsa-Brandström-Str. 18, 33578 Wetzlar
Printed in Germany

Auch als E-Book und App (z. B. für iPhone und iPad) erhältlich unter der ISBN 978-3-8248-0825-0

Inhaltsverzeichnis

Vorwort zur Reihe	7
Danksagung	8
Einleitung	9
Ungeschickte Kinder	**11**
Probleme zu Hause, in der Schule und Freizeit	11
Diagnostik und Bezeichnungen	15
Kombination mit anderen Problemen wie Aufmerksamkeitsstörungen	22
Übung macht den Meister?	23
Bewegungen und Fertigkeiten lernen	**24**
Lernweisen	24
Richtiges Üben macht den Meister!	29
Nicht alle Kinder lernen gleich	31
Erfolg im Alltag	**36**
Übung macht nicht immer den Meister	36
Die Sache mit dem Willen	37
Therapien	37
Hilfreiche Strategien im Alltag – das CO-OP	45
Dauer und Format der Therapie	63
Eltern und andere Bezugspersonen	65
Tagesgestaltung	66
Jüngere Kinder	69
Kinder mit weiteren Beeinträchtigungen wie ADHS	70
Schlusswort	70
Literatur, Webseiten und Kontaktadressen	**71**

Vorwort zur Reihe

Die „Ratgeber für Angehörige, Betroffene und Fachleute" vermitteln kurz und prägnant grundlegende Kenntnisse (auf wissenschaftlicher Basis) und geben Hilfestellung zu ausgewählten Themen aus den Bereichen Ergotherapie, Sprachtherapie und Medizin.
Die Autorinnen und Autoren dieser Reihe sind ausgewiesene Fachleute, die seit vielen Jahren als Therapeuten in der Behandlung und Beratung und/oder als Dozenten in der Aus- und Weiterbildung tätig sind. Sie sind jeweils für den Inhalt selbst verantwortlich und stehen Ihnen für Rückfragen gerne zur Verfügung.

Im vorliegenden Band „Kinder mit motorischen Entwicklungsstörungen" lässt Heidrun Becker, Ergotherapeutin und Medizinpädagogin, ihre langjährige Erfahrung in der Arbeit mit betroffenen Kindern und deren Bezugspersonen einfließen. Darüber hinaus ist sie an der Erstellung der internationalen Leitlinie zur Behandlung speziell von Kindern mit motorischen Entwicklungsstörungen beteiligt, die sie zum Schreiben dieses Ratgebers angeregt hat.

An einem Fallbeispiel, das die Leserinnen und Leser wie ein roter Faden durch den Ratgeber begleitet, werden die Probleme eines „ungeschickten Kindes" praxisnah dargestellt. Es wird gezeigt, wie die motorischen Entwicklungsstörungen das alltägliche Leben der Kinder und Eltern beeinflussen.

Als Hintergrundinformation werden zunächst einige Begriffe erklärt, es folgt ein Kapitel, das sich dem Lernen und Üben widmet. Den inhaltlichen Schwerpunkt bildet die Beschreibung der Unterstützungs- und Behandlungsmöglichkeiten dieser Kinder insbesondere nach dem CO-OP-Ansatz – auch hier wieder mit dem Fallbeispiel verdeutlicht. Darüber hinaus werden im Ratgeber viele pragmatische Tipps für einen guten Umgang mit „ungeschickten Kindern" gegeben.

Durch seine flüssige Sprache und die praxisnahen Beispiele ist der Ratgeber gut geeignet, Verständnis für die betroffenen Kinder zu schaffen, deren besondere Schwierigkeiten nicht immer sofort sichtbar und nachvollziehbar sind. Der konkrete Umgang mit den Kindern sowie die angemessene Unterstützung durch Eltern, Bezugspersonen sowie entsprechende Fachleute wie Ergotherapeutinnen und Ergotherapeuten bauen hierauf dann sinnvoll auf.

Der Ratgeber ist daher übergreifend für alle geeignet, die Kontakt zu „ungeschickten Kindern" haben.

Wir hoffen, mit diesem Ratgeber dazu beizutragen, dass Kinder mit motorischen Entwicklungsstörungen die Unterstützung und Anerkennung erfahren, die ihnen zusteht.

Arnd Longrée
Herausgeber für den DVE

Danksagung

Herzlichen Dank allen Kolleginnen und Kollegen, die mir Einblick in ihre aktuelle Behandlungspraxis und ihre Erfahrungen mit verschiedenen Therapieansätzen gaben. Besonders danken möchte ich Andrea Espei vom Deutschen Verband der Ergotherapeuten e.V. und Dr. Annette Mund von der Bundesvereinigung SeHT e.V. (Selbstständigkeitshilfe bei Teilleistungsschwächen) für ihre konstruktiven und hilfreichen Rückmeldungen zum Manuskript. Ebenso möchte ich Reinhild Ferber für die Zurverfügungstellung der Fotos für diesen Ratgeber danken.

Einleitung

Liebe Leserinnen, lieber Leser,

dieser Ratgeber richtet sich an Eltern, Großeltern, Erzieher und Erzieherinnen, Lehrer und Lehrerinnen, Therapeuten und Therapeutinnen und andere wichtige Bezugspersonen von ungeschickten Kindern.

Ungeschickte Kinder fallen zu Hause, im Kindergarten, in der Schule und beim Sport dadurch auf, dass sie ganz alltägliche Handlungen nicht lernen oder nur mit großer Anstrengung und vielen Fehlern ausführen können.
Ihre Bezugspersonen bemerken im Vergleich mit anderen Kindern, dass etwas nicht stimmt. Dennoch dauert es oft lange, bis das Kind die richtige Hilfe bekommt. Inzwischen haben sich die Probleme möglicherweise bereits verschärft, das Kind kommt z. B. in der Schule nicht mit, findet keine Freunde im gleichen Alter oder verweigert manche Anforderungen. Andererseits nimmt die Zahl der Kinder zu, die im Vorschul- und Schulalter Therapien in Anspruch nehmen. Ärzte und Krankenkassen fragen sich deshalb, ob dieser Anstieg von Kosten tatsächlich gerechtfertigt ist.
Eine Gruppe von Kinderärzten und Therapeuten hat sich deshalb zusammengefunden und eine medizinische Leitlinie entwickelt. Die Leitlinie gibt Empfehlungen und Einschätzungen einer international zusammengesetzten Expertengruppe wieder. Sie beschreibt, wie Kinderärzte feststellen können, ob eine Störung vorliegt, die behandelt werden muss, und gibt Therapeuten Hinweise über die Behandlungsmethoden. Die Leitlinie dient als Grundlage für diesen Ratgeber.

Im Kapitel *Ungeschickte Kinder* werden die Probleme betroffener Kinder geschildert und wie festgestellt werden kann, ob eine motorische Entwicklungsstörung vorliegt.
Das Kapitel *Bewegungen und Fertigkeiten* lernen beschreibt, wie Bewegungen und Fertigkeiten gelernt werden.
In Kapitel *Erfolg im Alltag* erfahren Sie, wie man ungeschickte Kinder beim Lernen unterstützen kann. Leider fehlen ausreichende Studien über Kinder mit motorischen Entwicklungsstörungen im deutschsprachigen Raum. Internationale Studien bilden aber nicht immer die Praxis ab, die im deutschsprachigen Raum verbreitet ist. So kommt es dazu, dass Therapiemethoden empfohlen werden, die in Deutschland, der Schweiz und Österreich erst allmählich verbreitet werden. In diesem Ratgeber wird nur eine dieser Methoden ausführlich beschrieben.

Sie wurde speziell für Kinder mit motorischen Entwicklungsstörungen entwickelt und hilft, die Probleme ungeschickter Kinder zu verstehen. Sie zeigt Strategien, wie man die Kinder beim Lernen unterstützen kann. Das soll Ihnen die Möglichkeit geben, auszuprobieren, ob die Strategien Ihnen und Ihrem Kind im Alltag nutzen.

Aktuell entwickeln Therapeuten Therapieansätze, die aus dem Ausland kommen, weiter und passen sie an die Kinder und Familien an, die sie täglich behandeln. Es wird eine zukünftige Aufgabe sein, diese Erfahrungen mit aufzunehmen und zu erforschen, damit die besten Wege gefunden werden, um Familien mit ungeschickten Kindern im deutschsprachigen Raum zu unterstützen.

In den *Literaturhinweisen und Tipps* finden Sie einen Verweis auf die Internetseite der Leitlinie und Kontaktadressen, um sich über aktuelle Entwicklungen zu informieren.

Ungeschickte Kinder

Probleme zu Hause, in der Schule und Freizeit

 Emily, Teil 1

„Emily, wo bleibst Du denn?" Frau Schmidt steht an der Treppe und schaut verzweifelt auf die Uhr. Jeden Morgen das Gleiche. Emily wird nicht mit dem Anziehen fertig. Sie hat ihrer 7-jährigen Tochter Hosen ohne Reißverschluss und ohne Knöpfe sowie Schuhe mit Klettverschluss besorgt, damit es morgens schneller geht. Jetzt rennt die Mutter die Treppe rauf, um nachzusehen, was es für Probleme gibt.

Emily sitzt mit rotem Kopf auf einer Bank, vor ihr stehen ihre roten Lieblingsschuhe. Glänzender Lack mit kleinen Schmetterlingen drauf. Dunkelrot sind die Schnürsenkel. Emily wickelt immer wieder den einen Schnürsenkel richtig um den anderen, zieht ihn aber nicht durch die Schlaufe und es kommt keine Schleife zustande.

Am Wochenende haben die Eltern sich wieder bemüht, Emily beizubringen, wie man eine Schleife bindet. Aber es klappt einfach nicht. Immer wieder versucht Emily es mit viel Anstrengung, aber leider immer ohne Erfolg. Frau Schmidt hat es dann schließlich aufgegeben, nachdem sie es Emily mindestens 15-mal vorgemacht hat.

„Ich will doch heute die schönen Schuhe anziehen. Nach der Schule ist der Kindergeburtstag bei Katrin. Das weißt Du doch, Mama."

„Ja, stimmt. Du hast ja auch gestern die Geburtstagskarte geschrieben. Warte, ich helfe Dir schnell mit den Schnürsenkeln, wir sind spät dran."

Frau Schmidt bindet die Schnürsenkel zu, Emily sieht ihr enttäuscht zu.

Sie denkt an die Geburtstagskarte, die ihr auch nicht gut gelungen ist. Die Buchstaben sehen krumm und schief aus, mit dem „t" kommt sie immer noch nicht klar, das „s" ist viel zu eckig und immer wieder brechen die Buntstifte ab, auch wenn sie sich noch so viel Mühe gibt. *„Ich kriege einfach nichts richtig hin",* denkt sie traurig.

Nachdem Katrin die Kerzen auf ihrer Geburtstagstorte ausgeblasen hat, gehen die Kinder gemeinsam auf die Spielstraße vor dem Haus. Marie malt ein Hüpfkästchen auf den Bürgersteig. Drei Mädchen fangen an, Steine in das Hüpfkästchen zu werfen und auf einem Bein zu hüpfen. Emily steht am Rand und sieht zu.

Auf einem Bein hüpfen, das klappt bei ihr nicht. Ein paar Kinder fahren mit den Fahrrädern die Straße rauf und runter. Auch da kann Emily leider nicht mithalten. Sie fährt noch mit Stützrädern und das wäre ihr zu peinlich. Die anderen würden sie bestimmt „Baby" nennen. Als eine Stunde später ihre Mutter und Hanna, ihre 4 Jahre alte Schwester, kommen, steht Emily erleichtert von der Schaukel in Katrins Hof auf. Mit Hanna spielt sie noch eine Weile in Katrins Zimmer Puzzle, bevor es nach Hause geht.

„Es hat mir leidgetan, dass Emily die meiste Zeit des Nachmittags nur zugeguckt hat. Aber ich habe sie ein paar Mal gefragt, ob sie nicht mitspielen will. Aber sie wollte nicht. Ist das immer so mit ihr?", fragt Katrins Mutter.

Frau Schmidt zuckt mit den Schultern. „Leider ja, Emily hat so viele praktische Probleme. Sie kann nicht auf einem Bein hüpfen und nicht ohne Stützräder Rad fahren, sie kann keine Schleife binden, keine Knöpfe schließen. Ihre Schrift ist eine Katastrophe. Und in der dritten Klasse wird das alles bestimmt noch schlimmer. Mir graut schon vor den Sportfesten. Aber was soll ich bloß machen? Wir üben und üben, aber sie lernt es einfach nicht."

Katrins Mutter sieht sie mitfühlend an. „Ja, ich weiß genau, wie es Ihnen geht. Wissen Sie, unser Großer, Denis, hatte ähnliche Probleme. Er ist halt ein richtiger Junge, hat sein Vater immer gesagt. Er war nie gerne drin, lieber tobte er draußen im Hof oder auf der Straße mit den anderen Jungs. Dabei ging es auch schon mal etwas grober zu und es kam zu kleinen Raufereien. Besonders, wenn die anderen Jungs ihn mal wieder gehänselt haben. Denis wollte für sein Leben gern Tore schießen wie Özil oder Schweinsteiger, er strengte sich sehr an, traf aber trotzdem so gut wie nie das Tor. Im Gegenteil, manchmal traf er noch nicht mal den Ball und fiel einfach auf die Nase. Das fanden die anderen sehr lustig. Denis machte dann gleich eine Clownsnummer draus, damit sie denken, er macht es extra. Aber eigentlich war er sehr traurig und wütend, dass er nicht so geschickt laufen, schießen und werfen kann, wie z. B. Cem aus der Nachbarklasse. Sein Vater wollte auch, dass Denis ein guter Fußballspieler wird, er selbst hat mal in der A-Jugend gespielt. Anfangs fand sein Vater die Clownereien noch lustig, aber als Denis älter geworden ist, schimpfte er meist darüber. Mich hat es sehr genervt, dass Denis ständig was runter fiel und er beim Essen so furchtbar kleckerte. Mit Messer und Gabel essen, das ging gar nicht. Denis war das egal, er isst sowieso am liebsten Pommes, aber mir war das schon sehr peinlich. Besonders, wenn wir Besuch hatten oder Denis bei anderen Kindern war. Da heißt es doch gleich, die Eltern haben ihm keine Manieren beigebracht."

„Und wie ist das jetzt mit Denis? Haben sich seine Probleme von selbst gegeben?", fragt Frau Schmidt interessiert.

„Nein, es wurde nicht besser. Schließlich hat uns die Lehrerin empfohlen, zum

Kinderarzt zu gehen. Der hatte zwar schon mal bei der einen Vorsorgeuntersuchung gesagt, Denis sei noch nicht so weit wie die anderen Kinder in seinem Alter, aber damals meinte er, das gebe sich schon noch. Ich ging also mit Denis noch mal hin, als er 9 Jahre alt war. Der Arzt sagte uns, Denis habe eine Entwicklungsstörung und sei deshalb so ungeschickt. Er hat uns Ergotherapie verschrieben. Wir sind da dann ungefähr 6 Monate hingegangen. Einmal in der Woche. Denis musste dann zu Hause auch immer noch üben. Uns hat die Therapeutin erklärt, wie wir mit ihm üben sollten. Das war schon sehr schwierig, wir haben eine Zeit lang gebraucht, bis wir das richtig konnten. Aber dann hat es tatsächlich was gebracht."

Frau Schmidt wird nachdenklich. „Vielleicht hat Emily auch so eine Entwicklungsstörung? Am besten ich gehe mit ihr zur Kinderärztin und frage mal nach."

„Ja, das ist sicher eine gute Idee. Emily ist jünger als Denis damals. Vielleicht lernt sie es sogar noch schneller. Bei Denis war es schwierig, weil er anfangs gar nichts mitmachen wollte. Es hat einige Treffen mit der Therapeutin gebraucht, bis er ihr vertraut hat und mitgemacht hat. Schließlich hat er verstanden, dass diese Art zu üben ihm hilft, und ab da ist er gerne hingegangen und hat auch mit uns zu Hause üben wollen. Heute spielt er im Fußballverein. Er ist zwar nicht in der A-Jugend. Das wird er wohl nicht schaffen. Aber es macht ihm Spaß und die anderen Jungs akzeptieren ihn jetzt. Das ist das Wichtigste. Als er dann wusste, wie er lernen kann, hat er auch mit dem Inlinerfahren angefangen und endlich schwimmen gelernt. Er ist viel ausgeglichener geworden. Und mit dem Essen klappt es jetzt auch ganz gut."

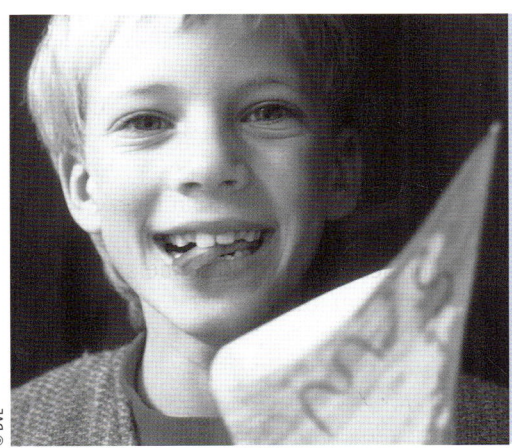

Abb. 1:
Denis isst am liebsten seine Pommes ohne Messer und Gabel

Motorische Entwicklungsstörungen

Denis und Emily sind zwei Kinder mit motorischen Entwicklungsstörungen oder Koordinationsstörungen. Kinder mit dieser Störung können ganz verschiedene Probleme im Alltag haben. Bei vielen sind sowohl die großen Körperbewegungen betroffen als auch die Handmotorik, bei einigen nur Handmotorik oder Körpermotorik, manche haben auch Sprachprobleme. Gemeinsam haben die Kinder, dass es ihnen nicht gelingt, alltägliche Bewegungen und Handlungen so auszuführen wie andere Kinder ihres Alters. Meist fällt das in der Vorschule oder Schule auf. In diesem Alter erwartet man z. B., dass Kinder sich selbst an- und ausziehen können, dass sie lernen, ihre Schuhe zu binden, Rad zu fahren, zu schwimmen, mit Messer und Gabel zu essen, Buchstaben und Zahlen zu schreiben.

In diesem Alter beginnen Kinder auch, sich mit anderen zu vergleichen. In Kindergartengruppen, Turngruppen oder Schulklassen fallen sie deshalb auf. Sie selbst bemerken auch, dass mit ihnen etwas nicht stimmt. Obwohl sie sich anstrengen, können sie manche Aktivitäten nicht so gut wie andere Kinder. Auf diese Frustration reagieren sie je nach Persönlichkeit verschieden. Manche ziehen sich zurück, andere verstecken ihre Probleme hinter Clownereien oder Aggressionen. Einige Kinder können sich durch andere Handlungen, die sie gut können, darüber hinwegtrösten, dass sie sich nicht so gut bewegen können, z. B. wenn sie gut reden und erzählen können, gut in Mathe oder Musik sind. Wie stark das Selbstbewusstsein des Kindes durch die Schwierigkeiten beeinträchtigt wird und wie stark das Kind in seinem Alltag und seiner sozialen Integration beeinträchtigt wird, hängt nicht nur von der Schwere der Störung ab, sondern auch davon, wie die Umwelt, also Eltern, Geschwister, andere Familienmitglieder, Erzieher und Lehrer und besonders andere Kinder auf sie reagieren.

Was man heute über motorische Entwicklungsstörungen weiß:

- Es gibt keine eindeutigen Zahlen darüber, wie häufig die Erkrankung vorkommt. Je nach Untersuchungsmethode kommt man auf einen Wert zwischen 5 und 20% der schulpflichtigen Kinder. Allgemein anerkannt ist, dass 5-6% der Schulkinder motorische Beeinträchtigungen aufweisen, die sich auf ihre soziale und schulische Weiterentwicklung negativ auswirken.
- Die Entwicklungsstörung tritt in verschiedenen Ländern und Kulturen und in allen sozialen Schichten auf.
- Jungen sind häufiger betroffen als Mädchen, die Zahlen schwanken je nach wissenschaftlicher Studie von doppelt so oft bis 7-mal so häufig.
- Die Ursache der Störung ist unklar. Das Auftreten scheint verschiedene Ursachen zu haben. Es gibt Hinweise darauf, dass sich eine Frühgeburt und niedriges Geburtsgewicht auf die motorische Entwicklung auswirken. Au-

ßerdem nimmt man an, dass die Entwicklung des Gehirns bei den betroffenen Kindern untypisch verläuft. Genauere Zusammenhänge stehen aber noch nicht fest.
- Beobachten kann man Symptome wie Balanceprobleme, unangepasste Muskelspannung, nicht angepasste Kraft, mangelnde Abstimmung von Auge und Hand, mangelndes Timing, ungünstige Körperhaltung und räumliche Planung oder ungünstige Organisation der Arbeitsschritte.
- Einige Kinder haben noch weitere Probleme wie Aufmerksamkeitsstörungen, Lese- und Rechtschreibstörungen oder leichte autistische Störungen.

Diagnostik und Bezeichnungen

 Emily, Teil 2

Frau Schmidt hat nach Rücksprache mit ihrem Mann und Emily einen Termin bei der Kinderärztin vereinbart. Frau Holzer kennt Emily seit ihrer Geburt und hat alle Vorsorgeuntersuchungen bei ihr durchgeführt. Gemeinsam berichten Emily und ihre Mutter die Schwierigkeiten. Frau Holzer bittet Emily, einige Bewegungen nachzumachen. Sie soll z. B. auf einer Linie gehen, auf einem Bein stehen, den Daumen der Reihe nach zu den anderen Fingern bringen, mit dem ausgestreckten Finger bei geschlossenen Augen zur Nase fassen etc. Bei einigen Bewegungen hat Emily Probleme, sie kann z. B. nur 2 Sekunden auf einem Bein stehen, trifft die Finger nicht alle mit dem Daumen und tritt bei der Linie auch mal daneben. Frau Holzer kann keine schwerwiegenden neurologischen Probleme erkennen. Emily ist ein normal intelligentes Kind. Beim Augenarzt war sie erst kürzlich, da war alles in Ordnung. Aufgrund der Schwierigkeiten, die sie im Alltag hat und jetzt in der Praxis zeigt, könnte es aber sein, dass sie eine motorische Entwicklungsstörung hat. Frau Holzer überweist Emily deshalb zur Ergotherapie.

Die Ergotherapeutin Frau Berger führt einen Test mit Emily durch, der etwa 30 Minuten dauert, und spricht mit Mutter und Tochter, um festzustellen, ob tatsächlich eine Entwicklungsstörung vorliegt. Während Emily den Test durchführt, füllt Frau Schmidt einen Fragebogen aus. Sie macht einige Angaben zu Emilys Vorgeschichte, z. B. in welchem Alter sie laufen gelernt hat, ob sie oft hinfällt oder sich verletzt, welche aktuellen Probleme sie hat. Dann ergänzt sie eine Tabelle über den Tagesablauf. Frau Berger möchte wissen, wie ein normaler Tag von

Emily aussieht, wann sie aufsteht, sich wäscht und anzieht, zur Schule geht, wie sie ihre Nachmittage verbringt etc.

Währenddessen sind Emily und Frau Berger in einem großen Raum, der ein bisschen wie eine Mini-Turnhalle aussieht. Es gibt eine Sprossenwand, Matten, eine Schaukel, die von der Decke hängt, ein Trampolin, Bälle, Seile usw.

Emily führt acht Aufgaben aus. Einige werden am Tisch erledigt, wie Perlen auf eine Schnur fädeln, kleine Plastikstecker schnell auf ein Brett aufstecken und Linien zeichnen. Andere erfordern mehr Bewegung, wie Werfen und Fangen, auf einem Brett und einem Seil balancieren oder Hüpfen. Emily sieht, dass Frau Berger dabei immer etwas auf ein Papier schreibt.

„Und was schreibst Du auf, mache ich es gut genug?", fragt sie neugierig.

„Du machst wirklich super mit, Emily. Ganz große Klasse. Ich glaube, am Ende haben wir sogar noch ein paar Minuten Zeit für ein Spiel."

Emily ist froh, dass sie die Aufgaben hinter sich hat. Sie sucht sich ein Labyrinthspiel aus, das sie in der Ecke des Zimmers gesehen hat. In ein großes Brett sind Löcher gesägt. Man muss mit zwei Schnüren eine Scheibe an den Löchern vorbei manövrieren. Es ist gar nicht so leicht und ein paar Mal fällt die Scheibe auch rein. Frau Berger hilft Emily, vorher genau zu gucken und den einfachsten Weg zu finden. Schließlich hat sie es geschafft und bringt ihre Scheibe ins Ziel.

Eine Woche später sitzen Frau Schmidt und Emily in einem Besprechungsraum der Praxis. Frau Berger fragt zuerst Emily, welche Aufgaben oder Tätigkeiten im Alltag ihr besonders Probleme bereiten, dabei orientieren sie sich an dem Ta-

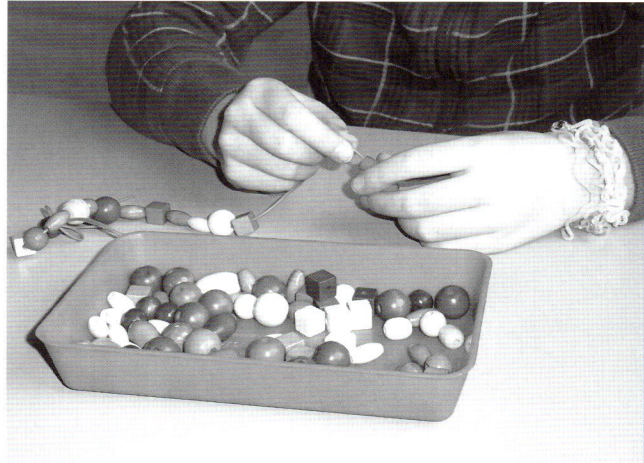

Abb. 2:
Emily fädelt Perlen auf eine Schnur

gesablauf, den Frau Schmidt ausgefüllt hat, um nichts Wichtiges zu vergessen. Sie reden über das Anziehen, das Emily schwerfällt, weil sie Verschlüsse nicht alleine zubekommt, über das Fahrradfahren, die Aufgaben wie Schreiben und Malen in der Schule und auch über das Thema Freundschaften. Emily spielt wenig mit den Kindern aus ihrer Klasse, weil sie bei den meisten Spielen nicht richtig mitmachen kann. Frau Berger fragt sie, was sie besonders gerne besser können möchte. Emily fällt ein, dass gerade das Hüpfkästchenspiel in der Pause „in" ist. Da würde sie gerne mitmachen. Da die Liste mit Schwierigkeiten ein bisschen zu lang ist, fragt Frau Berger Emily, wie wichtig ihr die einzelnen Sachen sind und wie gut sie sie ihrer Meinung nach kann. Am Ende haben sie dann die drei wichtigsten Probleme gefunden. Emily möchte gerne:

- besser schreiben können und sich dabei weniger anstrengen müssen
- beim Hüpfkästchenspiel mitmachen
- Fahrrad ohne Stützräder fahren können

Frau Berger spricht dann mit Frau Schmidt noch ein paar Minuten alleine, während Emily im Spielzimmer wartet und ein Puzzle macht. Dabei nennt auch Frau Schmidt die Probleme, die für sie die wichtigsten sind. Außer dem Schreiben wären ihr die Verschlüsse wie Knöpfe zuknöpfen und Schleife binden auch noch sehr wichtig. Sie bewertet Emilys Fähigkeiten in diesem Bereich nur mit 2 auf einer Skala von 1 (gar nicht möglich) bis 10 (sehr gute Ausführung). Im Schreiben gibt sie Emily eine 4, Emily selbst hatte sich sogar nur eine 3 gegeben. Das Fahrradfahren und Hüpfkästchenspielen findet Frau Schmidt nicht so wichtig. Es wäre aber schön, wenn Emily in den nächsten Ferien auch Radfahren könnte. Dann könnten sie gemeinsame Ausflüge unternehmen. Ihre kleine Schwester ist sehr viel Laufrad gefahren und wird sicher bald auch Fahrrad fahren können.
Frau Berger hat aufgeschrieben, was beide gesagt haben. Außerdem bittet sie Frau Schmidt, mit ihrem Mann darüber zu sprechen, ob er noch eine andere Meinung habe und was ihm besonders wichtig sei. Die Ergotherapeutin teilt Frau Schmidt auch mit, dass der Test motorische Auffälligkeiten gezeigt habe und sie die Ergebnisse an Frau Holzer schicken würde. Sie nimmt an, dass Emily einige Stunden Ergotherapie verordnet bekommen wird.

Diagnosestellung
Die Diagnose „Entwicklungsstörung motorischer Funktionen" spricht der Arzt aus. Er muss dazu die genaue Definition und Kriterien für den Begriff kennen.
Die Entwicklungsstörung motorischer Funktionen wird nach der Weltgesundheitsorganisation definiert als eine schwerwiegende Beeinträchtigung der motorischen Koordination, die nicht mit einer allgemeinen Entwicklungsverzögerung

oder einer genetischen oder neurologischen Erkrankung erklärt werden kann. Sie zeigt sich in grob- und feinmotorischen Koordinationsstörungen und neurologischen Entwicklungszeichen wie z. B. Mitbewegungen von Körperteilen, die an einer Bewegung nicht beteiligt sind (ICD 10, F82.).

Folgende Kriterien sollten für die **Diagnosestellung** erfüllt sein:

1. Das Kind führt Alltagshandlungen deutlich schlechter aus, als man es aufgrund von Alter und Intelligenz erwarten könnte. Meilensteine der Entwicklung, wie z. B. Laufen, Krabbeln, Sitzen, erreicht es verspätet. Es ist ungeschickt, lässt häufig Gegenstände fallen, stößt an Möbel oder verletzt sich, ist schlecht im Sport oder im Schreiben. Grundlegende motorische Fertigkeiten erlernt es nicht adäquat, z. B. Werfen und Fangen, Rennen, Balancieren, Hüpfen, Malen, Schreiben.
2. Das Kind ist im schulischen Lernen und im Alltag eingeschränkt.
3. Diese Auffälligkeiten können nicht durch das Vorhandensein einer neurologischen oder muskulären Erkrankung, einer Sinnesbehinderung, eine schwerwiegende Vernachlässigung, seelische Verletzungen oder eine allgemeine Entwicklungsverzögerung erklärt werden.

Neben der Bezeichnung „Entwicklungsstörung motorischer Funktionen" werden viele andere Begriffe für das Krankheitsbild benutzt, dies hängt auch vom jeweiligen Land und dem aktuellen Wissensstand ab. So verwendete man in den 1980er Jahren die Bezeichnung „Minimale zerebrale Dysfunktion" (leichte Hirnfunktionsstörung). Verbreitet sind heute auch die Begriffe „Entwicklungsdyspraxie", „Syndrom des ungeschickten Kindes", „Koordinationsstörung". In Schweden bezeichnet man es als „Störung der Aufmerksamkeit, motorischen Kontrolle und Wahrnehmung". Um herauszufinden, ob diese Kriterien auf ein Kind zutreffen, muss der Arzt also zunächst wissen, wie die Probleme im Alltag aussehen. Dazu braucht er Angaben darüber, wie das Kind sich selbst versorgen kann, also z. B. ob es sich waschen, anziehen, zur Toilette gehen kann, wie es isst, wie es spielt und in der Schule zurechtkommt, welche Freizeitaktivitäten es ausübt. Das Kind selbst, seine Eltern, Lehrer oder andere wichtige Bezugspersonen sollen einschätzen, ob sie im Alltag eine Beeinträchtigung wahrnehmen. Das kann der Arzt oder Therapeut in Interviews oder mithilfe von Fragebögen herausfinden, so wie es Frau Berger bei der Familie Schmidt gemacht hat.

Sind deutliche Probleme vorhanden, die die Entwicklung des Kindes beeinträchtigen, müssen zunächst andere Ursachen ausgeschlossen werden, wie z. B. Erkrankungen oder auch eine Vernachlässigung oder psychische Verletzung des Kindes. Dazu ist es wichtig, dass der Arzt die Vorgeschichte des Kindes und die Familie gut kennt. Es ist deshalb hilfreich, sich an den Kinderarzt zu wenden, der auch die Vorsorgeuntersuchungen durchführt. Er wird das Kind nochmals gründlich untersuchen, den Eltern Fragen stellen und ggf. weitere Spezialisten hinzuziehen oder das Kind an ein Sozialpädiatrisches Zentrum überweisen. Für die Diagnosestellung steht dort ein Team aus verschiedenen Berufsgruppen – Kinderärzte, Psychologen, Ergotherapeuten, Physiotherapeuten, Logopäden und Heilpädagogen eventuell auch Motopäden oder Psychomotoriktherapeuten – zur Verfügung. Sie können nach Bedarf hinzugezogen werden.

Motoriktests

Um eine motorische Entwicklungsstörung festzustellen, ist es wichtig, herauszufinden, ob die motorischen Leistungen von dem abweichen, was die meisten Kinder in der Altersgruppe des Kindes bereits können. Dazu hat man verschiedene Tests entwickelt. Sie bestehen aus einigen Aufgaben, bei denen Kinder Bewegungen zeigen sollen, die man gut in einer Praxis ausführen lassen kann und deren Ausführungen gut miteinander verglichen werden können. Beispielsweise wäre es schwierig, in einer Praxis das Fahrradfahren zu prüfen, dagegen lässt sich das Laufen auf einer Linie oder auf einem Seil aber gut durchführen. Es ist auch gut miteinander zu vergleichen, weil man die Schritte zählen kann, die daneben gehen, oder die Zeit, die das Kind dafür benötigt.

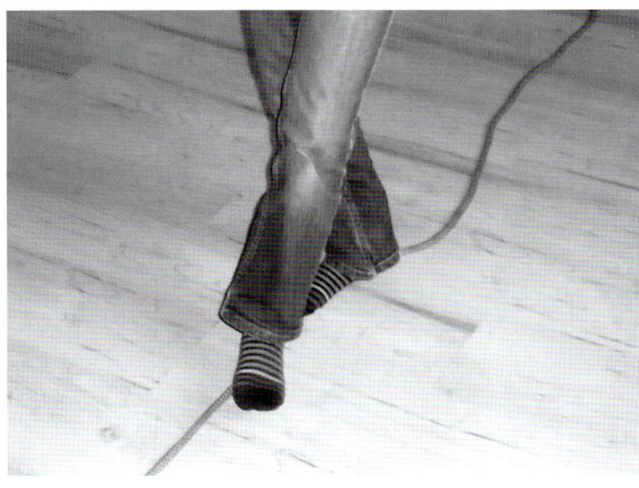

Abb. 3:
Der nächste Test
– Balancieren auf einem Seil

Die sogenannten Motoriktests umfassen verschiedene Anforderungen, z. B. Bewegungen des ganzen Körpers - wie Balancieren, Koordination der Hände miteinander oder mit den Augen, z. B. indem ein Ball mit beiden Händen gefangen oder in ein Ziel geworfen werden muss - oder Handgeschicklichkeit bei feineren Aufgaben, wie Perlen auffädeln. Damit man genau feststellen kann, ob das zu untersuchende Kind noch in der „Norm" liegt, muss man zunächst herausfinden, was für ein bestimmtes Alter als „norm"-al gilt. Deshalb lässt man die Aufgaben von sehr vielen Kindern einer Altersgruppe durchführen und schreibt die Ergebnisse ganz genau auf, also z. B. wie viel Zeit die Kinder brauchen oder wie lange sie etwas machen können, wie viele Fehler sie machen etc. Da sich Kinder unterschiedlich schnell entwickeln, je nachdem wie ihr Alltag aussieht, gibt es einen Bereich, den man als normal ansieht. Man orientiert sich also nicht nur an den besten Kindern, sondern rechnet auch die Kinder mit zu „normal", die sich etwas langsamer entwickeln. Das wird in vielen Testreihen und mithilfe statistischer Methoden erforscht. Am Ende hat die Therapeutin Tabellen zur Verfügung, in denen sie sehen kann, ob das Kind in seiner Entwicklung auffällig ist.
Motoriktests führen meist Ergotherapeuten, Physiotherapeuten und Motopäden (in der Schweiz Psychomotoriktherapeuten) durch.

Es kommt also erst dann zu einer Diagnose, wenn die Auffälligkeit in einem gewissen Ausmaß auftritt und auch bei mehreren Aufgaben vorhanden ist. Übrigens können sich die Normwerte verändern, wenn sich die Lebensweise der Menschen verändert. Während Kinder vor 30 Jahren noch sehr viel Bewegung hatten - sie gingen z. B. zu Fuß zur Schule, spielten nachmittags draußen auf der Straße, im Garten oder im Hof -, verbringen sie heute sehr viel mehr Zeit sitzend vor dem Fernseher, einem Computer oder bei elektronischen Spielen. Dadurch können sich die durchschnittlichen Leistungen einer Altersgruppe, z. B. der 7- bis 10-Jährigen, verändern und die Normwerte der Tests nicht mehr stimmen. Man muss dann überlegen, ob man die Leistungen aller Kinder einer Altersgruppe wieder verbessern kann, z. B. durch mehr Bewegung in der Schule und zu Hause, oder ob man die Normwerte verändert. Nähme man keine Veränderungen vor, würde ein großer Teil der Kinder therapiebedürftig sein.

Ein weiteres Problem ist es, dass man Tests nicht einfach aus anderen Ländern übernehmen kann. Es gibt verschiedene Gewohnheiten im Alltag der Menschen, die dazu führen, dass sie manche Tätigkeiten früher oder später oder gar nicht lernen. In den USA lernen Kinder z. B. später mit Messer und Gabel zu essen als in Deutschland, in Japan benutzt man Stäbchen, in einigen Ländern, wie z. B. in Indien, isst man mit den Händen.

Testaufgaben und Normen müssen deshalb auch immer für das Land, in dem sie angewendet werden sollen, überprüft und angepasst werden.
Aktuell wird ein Motoriktest empfohlen, der aus den USA kommt. Er heißt Movement-ABC (siehe Literaturangaben).

Alter des Kindes

Kinder lernen je nachdem, welche Anregungen sie bekommen und welche Veranlagungen sie mitbringen, Fertigkeiten unterschiedlich schnell. Insofern gibt es individuelle und kulturelle Unterschiede. Außerdem sind Jungen und Mädchen in ihrer Entwicklung leicht verschieden. Das macht es schwierig, vor dem 5. Lebensjahr sicher zu beurteilen, ob eine Störung vorliegt, die behandelt werden muss, oder ob das Kind nur etwas länger braucht. Es wird deshalb empfohlen, die Diagnose „Entwicklungsstörungen motorischer Funktionen" erst ab dem 5. Lebensjahr zu stellen.
Fällt ein Kind aber bereits mit drei Jahren oder jünger deutlich auf, sollte seine Entwicklung in kürzeren Abständen überprüft und die Eltern und Erzieher im Kindergarten beraten werden, wie sie ihm helfen können (siehe Kap. *Erfolg im Alltag*).
Ebenso schwierig ist es, eine Diagnose nach dem 16. Lebensjahr zu stellen. Es fehlt bisher noch an eindeutigen Kriterien für Jugendliche und Erwachsene.

Zu lange warten sollte man mit der Diagnosestellung nicht. Ab dem 5. Lebensjahr beginnen die Kinder sich mit anderen in ihren Leistungen zu vergleichen. Wenn ihnen bewusst wird, dass sie vieles schlechter machen als andere Kinder ihres Alters oder gar nicht lernen können, reagieren sie meist mit Enttäuschung, Frustration und Wut. Einige ziehen sich traurig zurück und werden still. Andere werden eher laut und poltern drauf los, damit sie niemand hänselt.
Tätigkeiten, die die Kinder nicht können, versuchen sie zu vermeiden. Stattdessen perfektionieren sie andere Bereiche, in denen sie besser sind oder die ihnen leicht fallen, z. B. Bücher ansehen/lesen, Fernsehen, Geschichten erzählen, Rätsel lösen, Kinder und Erwachsene zum Lachen bringen, eine Rolle spielen, Computerspiele etc. Das wäre nicht weiter schlimm, wenn nicht auch das Lernen in der Schule (z. B. Schreiben, Sport), das Zusammensein mit anderen Kindern und das Selbstständigwerden im Alltag davon betroffen wären. Auch in der Familie kann es zu ernsten Problemen kommen, wie bei Emily, die sich nicht allein anziehen kann, oder Denis, der immer Ärger mit den Nachbarskindern hat, oder wenn die ganze Familie auf gemeinsame Unternehmungen wie eine Fahrradtour, Skifahren, Schwimmen oder Schlittschuhlaufen verzichten muss, weil ein Kind nicht mitmachen kann.

Wenn ein Kind davon überzeugt ist, dass es etwas nicht lernen kann, ist es sehr schwierig, es dazu zu bewegen, es überhaupt noch mal zu versuchen. Das kann einige Zeit in Anspruch nehmen und verlängert die Therapiedauer unnötig. Außerdem lernen jüngere Kinder schneller als ältere Kinder mit z. B. 9 Jahren, die bereits ungünstige Bewegungsgewohnheiten wie z. B. eine falsche Stifthaltung oder Stiftführung über Jahre eintrainiert haben. Ältere Kinder lernen dann eine Bewegung nicht neu, sondern sie müssen eine gewohnte Bewegung verlernen und durch eine neue ersetzen. Das ist für das Gehirn sehr anstrengend und braucht sehr viel regelmäßige Übung. Für die Kinder ist das sehr frustrierend und sie machen nicht gerne mit. Das bedeutet auch wieder längere und aufwendigere Therapiezeiten, die man möglichst verhindern sollte. Idealerweise wird deshalb die Entwicklungsstörung zwischen dem 5. und 7. Lebensjahr erkannt und behandelt.

Aus Untersuchungen weiß man, dass die Störung nicht einfach verschwindet, wenn die Kinder älter werden. Allerdings wird es nach der Schule etwas leichter, da man sich als Erwachsener eher die Arbeitsbereiche und Freizeitaktivitäten aussuchen kann, die einem liegen.

Kombination mit anderen Problemen wie Aufmerksamkeitsstörungen

Es kommt nicht selten vor, dass Kinder nicht nur Probleme mit der Bewegung haben, sondern auch Auffälligkeiten im Verhalten. Beispielsweise könnten die Aufmerksamkeit und Konzentration betroffen sein. Die Kinder können sich dann nur sehr schwer konzentrieren, reagieren impulsiv und lassen sich schnell ablenken oder sie sind verträumt und langsam. Das erschwert ihnen zusätzlich das Lernen wichtiger Alltagsfertigkeiten, weil sie nicht ausreichend lange an einer Sache bleiben, um Fehler zu erkennen, und nicht genug üben.

Es können auch noch andere Probleme zusätzlich auftreten, wie z. B. Sprachstörungen, Lese- und Rechtschreibstörung, leichte Formen des Autismus u. a.

Der Kinderarzt wird mithilfe weiterer Fachärzte klären, ob neben der „Entwicklungsstörung motorischer Funktionen" noch eine Störung vorliegt. Falls ja, müssen möglicherweise mehrere Behandlungen stattfinden und es muss entschieden werden, welche Problematik im Vordergrund steht und wie man z. B. Medikamente und Therapie aufeinander abstimmt.

Übung macht den Meister?

> „Übung macht den Meister", lautet ein bekanntes Sprichwort, deshalb denken viele Erwachsene: „Wenn das Kind nur mehr üben würde, dann würde es schon klappen."

Obwohl Kinder mit motorischen Entwicklungsstörungen anfangs viel üben, gelingt es ihnen nicht, das, was sie lernen wollen, gut genug zu beherrschen. Wenn sie die richtige Hilfe nicht bekommen, geben sie irgendwann auf. So war es z. B. bei Denis der Fall. Er befand sich bereits im Teufelskreis des „Kann ich nicht, mach ich nicht!" Erst als er in der Therapie wieder erlebte, dass auch er schwierige Sachen lernen kann, begann er wieder zu üben.

Trotzdem gibt es auch Kinder, auf die der Satz „Du musst nur mehr üben" zutrifft. Das sind aber keine Kinder mit „schwerwiegenden motorischen Entwicklungsstörungen". Dennoch gibt es von diesen Kindern eine ganze Reihe, die eine Therapie machen, weil ihre Entwicklung auffällt, sie z. B. den Stift nicht gut halten, nicht ausmalen können oder nicht gut auf einer Linie balancieren. In den Tests sind sie deshalb nicht von den Kindern mit Entwicklungsstörungen zu unterscheiden. Therapeuten merken aber, dass diese Kinder die Bewegungsabläufe relativ schnell verstehen und weniger Zeit zum Lernen brauchen, wenn sie erst einmal regelmäßig und ausreichend üben. Bei diesen Kindern kann man die Entwicklungsstörung eher auf ihre Lebenssituation und Gewohnheiten im Alltag zurückführen. Vielleicht haben sie nicht viel Platz für Bewegung in der Wohnung, fahren viel mit dem Auto, verbringen viel Zeit vor dem Fernseher oder mit Computerspielen oder sie bewegen sich lieber draußen und haben sich im Kindergarten immer gut vor dem Basteln und Malen drücken können.

Inzwischen gibt es deshalb vermehrt Programme in Kindergärten und Schulen, damit die Kinder sich wieder mehr bewegen und vor dem Schulbeginn auch ihre Handgeschicklichkeit üben. Es ist gut, wenn diese Programme bereits früh genug beginnen, also am besten in Krippe und Kindergarten, und Eltern auch zu Hause darauf achten, dass das Kind genügend verschiedene Bewegungsmöglichkeiten hat.

Um Kindern mit motorischen Entwicklungsstörungen beim Lernen von Bewegungen und Alltagsfertigkeiten helfen zu können, muss man zunächst verstehen, wie dieses Lernen überhaupt geschieht. Damit beschäftigt sich das nächste Kapitel.

Bewegungen und Fertigkeiten lernen

Lernweisen

Schon vor der Geburt beginnt der Mensch damit, sich zu bewegen und immer wieder neue Bewegungen zu erlernen. Er lernt und verändert Bewegungen vor allem abhängig davon, was er im Alltag braucht oder was ihm Spaß macht. Säuglinge und Kleinkinder sind vor allem damit beschäftigt, ganz grundlegende Bewegungen zu erlernen, wie sich hinsetzen, frei sitzen, krabbeln, laufen, klettern, balancieren, nach etwas greifen, Gegenstände manipulieren, sprechen etc.

Später stehen komplexere Fertigkeiten im Zentrum des Lernens: eine Schleife binden, schreiben, ein Werkzeug gebrauchen, einen Computer bedienen, Fahrrad fahren, Auto fahren etc. Im Grunde lernt man immer neue Fertigkeiten dazu und perfektioniert bestehende Fertigkeiten, besonders wenn man sie beruflich braucht oder sie zu Hobbys werden, z. B. Ski fahren, surfen, segeln, tanzen, Tennis spielen etc.

Von der Säuglingszeit an bis ins Erwachsenenalter stehen dafür verschiedene Lernweisen zur Verfügung. Grob vereinfacht sind das folgende Möglichkeiten:

1. Spüren, wie sich eine Bewegung anfühlt
2. Ausprobieren
3. Nachahmen
4. Bewusst planen und kontrollieren
5. Sich eine Bewegung vorstellen

Diese Möglichkeiten greifen ineinander, wir wechseln von einer Lernweise zur anderen, meist ohne darüber nachzudenken.

Kinder unter 5–6 Jahren

Kinder lernen von Geburt an besonders über Spüren, Ausprobieren und Nachahmen, ohne dass sie sich ihres Lernens bewusst sind oder es bewusst planen. Sie sehen Erwachsene oder Kinder eine bestimmte Bewegung oder Handlung ausführen und machen es einfach nach. Anfangs sind sie dabei noch ungeschickt und kommen nicht ans Ziel. Aber sie sind neugierig und wollen mitmachen. Deshalb geben sie nicht auf und versuchen es wieder und wieder, oft Hunderte Male.

Plötzlich klappt es und ihre Freude ist groß. Würde man das Kind fragen, warum es denn jetzt geklappt hat, könnte es meist keine Antwort geben. Dennoch hat es scheinbar eine Art Auslese betrieben, hat viele falsche Möglichkeiten verworfen, bis es die gefunden hat, die zum Erfolg führt. Das sieht für den Beobachter manchmal zufällig aus. Tatsächlich erbringen die Kinder jedoch zahlreiche Wahrnehmungs- und Denkleistungen bei ihrem Ausprobieren:

- Sie entwickeln eine Vorstellung davon, wie das Ergebnis aussehen soll.
- Sie erhalten über die Wahrnehmung eine Rückmeldung darüber, was das Ergebnis ihrer Handlung ist, z. B. sehen sie, ob ein Gegenstand in ein Gefäß passt, oder sie spüren, ob der Druck der Bewegung richtig war.
- Aufgrund der Wahrnehmung, die sie gemacht haben, entwickeln sie wieder einen neuen Handlungsplan, den sie ausführen. So geht es weiter, bis sie das Ziel erreicht haben oder aufgeben.

Ist es dem Kind gelungen, die Lösung zu finden und sein Ziel zu erreichen, braucht es noch viel Übung, bis eine neue Bewegung oder Fertigkeit zuverlässig ohne große Fehler ausgeführt werden kann. Um Laufen zu lernen, fällt es immer wieder hin und steht wieder auf, bis es schließlich frei laufen kann. Dieses Lernen geschieht, ohne dass das Kind über sein Tun nachdenkt. Es macht einfach, was es interessiert, probiert aus, was geht, sieht anderen zu und kommt irgendwann zum Erfolg. Erwachsene freuen sich über die neue Fähigkeit und bestärken das Kind durch Aufmerksamkeit und Lob weiter zu üben. Der Erfolg scheint dabei wie ein Kraftstoff zu sein, der den „Lern-Motor" zum Weiterentdecken und Ausprobieren am Laufen hält.

Betrachtet man die Entwicklung von Kindern bis etwa 2 Jahre, sieht man, dass sie in der Regel an mehreren neuen Fähigkeiten gleichzeitig „arbeiten". Etwas gut Bekanntes, wie z. B. das Krabbeln, wird noch weiter benutzt und dadurch immer schneller und sicherer, etwas Neues kommt hinzu, z. B. sich an Möbeln in den Stand hochziehen, und etwas, was schon ein bisschen gekonnt wird, z. B. das Sitzen, wird mit Variationen geübt.

Und das sind nur die groben Körperbewegungen. Gleichzeitig wird z. B. das Greifen, Essen, Wegwerfen, Sprechen, mit anderen in Kontakt sein etc. erkundet. Es ist enorm, was Kinder während der Stunden, die sie wach sind, aufnehmen, verarbeiten und lernen. Umso wichtiger ist es, dass sie ausreichend Schlaf haben. Denn im Schlaf hat das Gehirn Zeit, das Gelernte zu verarbeiten und zu speichern. Das ist eine wichtige Voraussetzung dafür, dass neue Fähigkeiten dauerhaft erhalten bleiben.

Während das Gehirn weiterarbeitet, erholt sich der Körper im Schlaf, das ist z. B. besonders für die Muskeln wichtig.

Damit kleineren Kindern das Lernen von Bewegungen und Fertigkeiten gelingt, sind – neben allgemeiner Gesundheit und Wohlbefinden – folgende **Voraussetzungen** wichtig:
- Wunsch und Wille zu lernen
- Aufmerksamkeit, Konzentration und Erinnerungsvermögen
- Entwicklung einer Vorstellung von der Bewegung und dem Ergebnis
- Fähigkeit, sich zu bewegen
- Aufnehmen und Verarbeiten der Sinnesreize, wie z. B. hören, sehen, Bewegungsänderungen, Krafteinsatz, berühren und berührt werden
- Verstehen der Aufgabe und der gemachten Erfahrungen
- Anregende, variationsreiche Umwelt
- Positive Beziehung zu anderen Menschen, die z. B. als Vorbild dienen, Rückmeldungen geben
- Erfolg und Lob
- Übung
- Ruhephasen zur Verarbeitung

Ältere Kinder, Jugendliche und Erwachsene

Ältere Kinder, Jugendliche und Erwachsene haben die Möglichkeit, ihr Lernen bewusster zu steuern. Sie setzen ebenfalls das Lernen durch Spüren, Nachahmung und Ausprobieren ein. Sie können ihr Lernen aber besser reflektieren als Kinder unter 5-6 Jahren.

Nehmen wir einen Jugendlichen wie Marek. Marek möchte in den Ferien Windsurfen lernen und versucht auf einem Surfbrett stehen zu bleiben. Er klettert auf das Brett, stellt sich hin und will das Segel hoch ziehen. Aber jedes Mal, wenn er das Segel fast oben hat, fällt er rückwärts ins Wasser und muss wieder von vorne anfangen. Langsam macht es ihn wirklich wütend. Erschöpft macht er einen Moment Pause und sieht zu, wie die anderen aus dem Surfkurs es machen. Er bemerkt, dass Hanna die Knie mehr beugt und die Füße etwas mehr zum Rand hin aufstellt. Wenn sie das Segel rauszieht, lehnt sie sich mehr mit ihrem Körper dagegen, bis es oben ist, und stellt dann schnell die Füße um und hält das Segel in der richtigen Position fest. Beim nächsten Mal verändert Marek seine Haltung, er geht etwas mehr in die Knie und bereitet sich schon innerlich darauf vor, das Gewicht anders zu verteilen, wenn das Segel nach oben kommt. Tatsächlich kann er so einen Moment länger oben bleiben, fällt aber schließlich doch ins Wasser. Er braucht noch einige Versuche, bis er herausgefunden hat, wie er die Füße stellen und sein Gewicht verteilen muss, damit er endlich losfahren kann. Der Surflehrer hat ihm zugeschaut und ihm auch noch kleine Tipps gegeben. Plötzlich klappt alles richtig, der Wind füllt das Segel und Marek fährt mit dem Surfbrett über das Wasser. Ein tolles Gefühl, er jauchzt vor Begeisterung und strahlt auch noch, als er nach dem nächsten Sturz wieder auf das Brett steigt. Die Freude, über das Wasser zu gleiten, treibt Mareks „Lern-Motor" an, weiter zu üben. Ab und zu stellt er sich vor, wie Hanna das Segelhochziehen und Losfahren gemacht hat und erinnert sich daran, wie es sich angefühlt hat, als es bei ihm selbst klappte. Dann versucht er, es noch mal genauso zu machen.

Nachdem er einmal herausgefunden hat, wie es geht, übt er noch viele Male, bis er sich nicht mehr drauf konzentrieren muss. Dann kann er lernen, wie man wendet, welche Vorfahrtsregeln im Wasser zu beachten sind und vieles mehr.

Diese Art zu lernen nennt man auch „kognitives Lernen" oder beim Lernen von Bewegungen „kognitive Phase". Zum Glück braucht man diese Phase nur, bis man herausgefunden hat, wie es geht und lange genug eingeübt hat. Wie sollten wir sonst z. B. im Straßenverkehr Fahrrad oder Auto fahren, wenn wir immer noch daran denken müssten, was unsere Füße und Hände tun sollen?

Das Lernen von Bewegungen, auch motorisches Lernen genannt, stellt man sich in verschiedenen **Stufen** vor:

- Im **„kognitiven Stadium"** begleitet man die Bewegung durch Nachdenken. Man macht viele grobe Fehler, die Bewegungen sind ungenau, angespannt, meist langsam und unbeständig. Man denkt über die Aufgabe nach und versucht zu erkennen, was man falsch macht. Vieles wird ausprobiert, die Aufmerksamkeit richtet sich auf den eigenen Körper und auf Hinweise aus der Umwelt, um herauszufinden, wie es am besten funktioniert. Oft führt man laut oder innerlich Selbstgespräche, z. B. „den Fuß nach links setzen, in die Knie gehen" etc. Man entwickelt eine Vorstellung davon, wie die Bewegung aussehen soll.
- Im **„assoziativen Stadium"** kann man die Bewegung schon erfolgreicher ausführen. Die Bewegungen sind genauer, entspannter und schneller. Die Aufmerksamkeit wird darauf gerichtet, Fehler zu korrigieren. Wiederholung und Übung sind in diesem Stadium besonders wichtig.
- Im **„autonomen Stadium"** läuft die Bewegung wie automatisch ab und braucht fast keine Aufmerksamkeit mehr und wenig Anstrengung. Die Bewegung ist flüssig, gut koordiniert und beständig. Stattdessen kann man sich auf andere Aspekte der Situation konzentrieren, z. B. die Menschen um einen herum, den Weg, das Autoradio etc.

Das reflektierte Lernen von Bewegungen und Fertigkeiten setzen wir immer dann ein, wenn etwas für uns schwierig ist und wir es nicht einfach „im Vorbeigehen" lernen können.

Einfache und schwierige Aufgaben

Dabei spielt einerseits eine Rolle, was wir schon können. Beherrscht man z. B. das Schlittschuhlaufen, lernt man schneller mit Inlinern zu fahren. Es kann aber auch sein, dass eine Fertigkeit das Erlernen einer ähnlichen Fertigkeit stört. Das kann z. B. beim Erlernen einer Fremdsprache wie Französisch und Spanisch vorkommen.

Andererseits hängt es auch davon ab, wie komplex und schwierig eine Aufgabe ist. Besteht sie aus vielen verschiedenen Schritten und müssen diese in der richtigen Reihenfolge zur richtigen Zeit ausgeführt werden, dauert es sicher länger, sie zu lernen, denken wir z. B. an ein Musikstück. Ein einfaches, kurzes Kinderlied kann ein Anfänger relativ schnell erlernen, wenn er bereits die Fingerhaltung und die grundlegenden Bewegungen beim Klavierspielen beherrscht. Eine lange und schwierige Partitur wird ihm aber noch nicht gelingen. Manche Tätigkeiten bestehen aus sich ständig wiederholenden Bewegungen wie z. B. Schwimmen, Radfahren, Laufen. Sie stellen besondere Anforderungen an Koordination, Rhythmus und Ausdauer.

Auch die Umwelt stellt unterschiedlich hohe Anforderungen. Zum Beispiel ist es etwas ganz anderes, ob man mit Inlinern einen glatten, ebenen Weg entlang

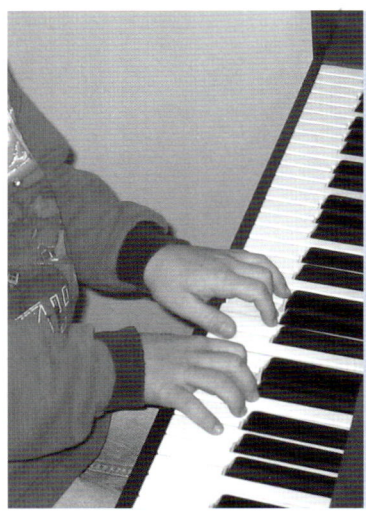

Abb. 4:
Zum Erlernen eines Klavierstücks ist viel Übung nötig

fährt und ausreichend Platz hat oder einen Berg hinunterfährt, an dessen Ende ein Hindernis ist, wie z. B. ein Müllcontainer, dem man ausweichen muss. Manche Aufgaben vollzieht man in einer stabilen Umwelt, d. h., es verändert sich nicht ständig etwas. Hat man z. B. einen geschlossenen, geteerten Hof oder eine Turnhalle, ist es einfacher, Inliner zu fahren als in einem sich ständig verändernden Umfeld wie auf einem öffentlichen Weg, den man mit vielen Menschen, Hunden, Fahrradfahrern und anderen Inlinefahrern teilen muss.

Wie hoch die **Anforderungen** für das Erlernen einer neuen Fertigkeit sind, hängt davon ab:
- wie viel Körperbeherrschung notwendig ist,
- ob man Werkzeuge, Instrumente oder andere Objekte beherrschen muss,
- wie komplex und schwierig die Aufgabe ist,
- ob die Umwelt stabil oder sich schnell verändernd ist.

Richtiges Üben macht den Meister!

> Üben ist der Teil beim Lernen, durch den Neues dauerhaft gesichert werden soll. Ohne Übung wird man eine Fertigkeit niemals gut beherrschen. Insofern stimmt der Satz, dass Übung den Meister macht. Aber es kommt auch darauf an, richtig zu üben.

Im Wörterbuch der Pädagogik wird das Üben als systematisches Wiederholen der Lernvorgänge erklärt. Das macht deutlich, dass es einerseits auf die Wiederholung ankommt, aber auch darauf, wann man was und wie übt, also die Systematik.

Zentral ist das Üben im assoziativen Stadium, wenn das Kind die Aufgabe verstanden und bereits eine grobe Vorstellung von der Bewegung bekommen hat. Dann sollte direkt anschließend das Üben erfolgen. Deshalb ist es z. B. wichtig, dass Kinder auch zu Hause üben. Beim Üben geht es darum, kleine Fehler zu korrigieren und die richtigen Bewegungsabläufe und Handlungsschritte zu wiederholen, bis sie sich „eingeschliffen" haben und flüssig sind.
Außerdem soll man fähig werden, sich an Veränderungen anzupassen, denn der Alltag ist nicht beständig. In verschiedenen Situationen finden wir verschiedene Bedingungen vor, z. B. auf dem Schulhof andere als auf der Straße oder dem Hof zu Hause. Durch Übung lernt man, sich daran anzupassen.

Richtiges Üben

- **Pausen machen:** Übt man zu lange ohne Pause, führt das zu Ermüdung und die Leistungen werden schlechter. Wenn eine Fertigkeit komplex ist oder anstrengend oder die Motivation gering, sollten die Pausen mindestens genauso lang oder länger sein als die Übungsphasen.

- **Wiederholung:** Am Anfang, wenn eine Grundbewegung gelernt werden soll, empfiehlt man kurze Wiederholungen innerhalb einer festgelegten Zeit. Wird die Grundlage der Bewegung beherrscht, sollte man eher Variationen ermöglichen und flexible Wiederholungszeiten.

- **Umfang:** Wenn eine Fertigkeit aus vielen Schritten besteht, empfiehlt es sich, sie aufzuteilen und nicht alles auf einmal zu üben. Man kann auch Teile, die besonders schwierig sind, einzeln üben. Wichtig ist, dass man anschließend die Teile integriert und den ganzen Ablauf übt.

- **Regelmäßigkeit:** Lieber kurze Übungsblöcke regelmäßig durchführen als eine lange, aber unregelmäßige Übung. Jeden Tag 10 Minuten bringen mehr als eine Stunde pro Woche.

- **Variationen:** Wenn die Bewegung oder Fertigkeit schon ganz gut gelingt, sollten Variationen eingeführt und die Anforderungen gesteigert werden. Wichtig ist, auch dort zu üben, wo das Kind die Fertigkeit braucht, z. B. zu Hause, in der Schule, auf dem Spielplatz.

Können und Ausführen

Hat man etwas viele Male geübt, z. B. ein Musikstück oder ein Tennisspiel, gelingt es zu Hause oder auf dem Trainingsplatz ganz gut. Nimmt man aber an einem Konzert teil oder einem Tennismatch, ist die Sicherheit wie weggeblasen. Man kann sich kaum konzentrieren, der Körper bewegt sich nicht wie gewohnt, es passieren Fehler. Man kann nicht in jeder Situation alles zeigen, was man kann. Eine Spitzenleistung erfordert einerseits enormes Können, andererseits aber auch sehr viel emotionale und mentale Stabilität. Wenn es wirklich darauf ankommt, steigt der Stresspegel. Die Aufmerksamkeit kann dann nachlassen und Fehler passieren. Je mehr man sich fürchtet zu versagen, umso eher passiert es. Dabei scheinen Kinder – aber auch Erwachsene – auch aufzunehmen, was die Zuschauer ihnen zutrauen. Bekommen sie positive Unterstützung, steigt das Selbstvertrauen und damit auch die Ausführung in der Situation. Nicht umsonst spricht man beim Fußball von Heimvorteil, wenn eine Mannschaft in ihrem eigenen Stadion mit der Unterstützung ihrer Fans spielt. Der Vorteil besteht nicht nur darin, dass sie ihren Rasen kennen, sondern vor allem in dem Vertrauen, das man ihnen entgegenbringt.

Nicht alle Kinder lernen gleich

Bereits im ersten Kapitel wurde deutlich, dass nicht alle Kinder sich gleich entwickeln. Die Unterschiede sind individuell, vom Geschlecht beeinflusst und kulturell geprägt.

Individuelle Unterschiede
Nicht jeder Mensch hat das Zeug zu einem großen Musiker, Profisportler, einer Primaballerina oder einem Schauspieler. Die körperlichen Voraussetzungen sind bei jedem Menschen anders, die Talente und Interessen verschieden. Das ist auch sehr gut so und wichtig für eine Gemeinschaft und Gesellschaft, in der viele verschiedene Aufgaben zu erfüllen sind.
Kinder mit motorischen Entwicklungsstörungen haben ebenso ihre Stärken wie andere Kinder. Bei einigen ist es deshalb weniger schlimm, dass sie bei Alltagssachen ungeschickt sind. Sie kommen trotzdem ganz gut zurecht, finden Freunde und Anerkennung. Vielleicht bevorzugen sie Freunde, die jünger sind, ähnliche Probleme haben wie sie selbst oder es fällt ihnen leichter, mit Kindern des anderen Geschlechts zu spielen. Selbst wenn die motorischen Probleme bei zwei Kindern gleich groß sind, kann die Bedeutung für das Kind und seine Familie doch unterschiedlich sein.

Jungen und Mädchen
Lise Eliot beschäftigt sich in ihrem Buch „Wie verschieden sind sie?" mit der Frage, ob Mädchen und Jungen aus der Sicht der Neurobiologie, d. h. aufgrund ihres Nervensystems, ihrer Hormone und körperlichen Entwicklung, tatsächlich verschiedene Entwicklungswege gehen. Sie wertete für ihr Buch eine Vielzahl von Studien aus. Im Folgenden werden daraus einige Ergebnisse zusammengefasst.

Neugeborene und Säuglinge
Anders als man meinen könnte, gibt es wenige gesicherte Unterschiede, wenn man neugeborene Jungen und Mädchen betrachtet. Die Körpergröße ist dabei ein wesentlicher Unterschied. Da Jungen größer und schwerer sind, erfahren sie häufiger Schwierigkeiten bei der Geburt, z. B. dauern die Wehen im Durchschnitt 24 Minuten länger; 50% mehr Jungen als Mädchen kommen per Kaiserschnitt zur Welt. In Werten, die Lebenszeichen wie Atmung, Hautfarbe, Herz-Kreislaufsystem messen und die Reife des Nervensystems beurteilen, haben Jungen im Durchschnitt etwas niedrigere Werte als Mädchen.
- **Körperliche Reife:** Jungen sind bis zum Alter von mindestens 4 Jahren insgesamt körperlich und psychisch verletzlicher als Mädchen. Sie können

z. B. Infektionen schlechter abwehren, sich schwerer auf eine neue Umgebung einstellen. Mädchen sind in der körperlichen Reife den Jungen um 4-6 Wochen voraus. Was die Reife des Gehirns angeht, kann man jedoch keinen grundlegenden Unterschied feststellen. Es scheint aber bestimmte Aspekte der Hirnentwicklung zu geben, die sich unterscheiden. Jungen bewältigen den Übergang nach der Geburt scheinbar weniger leicht als Mädchen, sie sind häufig unruhiger und erregbarer. Eine eindeutige Erklärung, warum sie so viel häufiger von Entwicklungsstörungen betroffen sind als Mädchen, gibt es aber noch nicht.

- **Wahrnehmung:** Nur unwesentliche Unterschiede gibt es in der Wahrnehmung. Im Hören und Sehen, den wichtigsten Sinnen, sind gar keine Unterschiede zwischen Jungen und Mädchen festzustellen. Lediglich im Tastsinn und Geruchssinn weisen die Mädchen geringe Vorteile auf.
- **Motorik:** Auch in der Motorik sind die Übereinstimmungen erstaunlich groß. Insgesamt gesehen gibt es nur sehr geringe Unterschiede. Bei einigen Studien waren Mädchen in der Feinmotorik etwas besser, bei anderen Studien Jungen beim Krabbeln. Obwohl Mädchen anfangs in der körperlichen Reife 4-6 Wochen voraus sind, sind sie den Jungen in der Motorik nicht überlegen. Man verwendet deshalb für die ersten beiden Lebensjahre keine geschlechtsspezifischen Entwicklungstabellen. Das bedeutet, dass die Jungen trotz des Reifenachteils in den motorischen Fähigkeiten so weit sind wie Mädchen. Eliot führt das u. a. auf die Körpergröße und die damit verbundene Stabilität zurück und darauf, dass Jungen meist aktiver sind und dabei auch mehr üben. Interessant ist aber in dem Zusammenhang, dass Mütter in einer Studie die motorischen Fähigkeiten ihrer Söhne sehr realistisch einschätzen, während sie die Fähigkeiten der Töchter unterschätzten. Dadurch erlauben sie den Mädchen weniger Bewegungsexperimente und fördern sie weniger in der motorischen Entwicklung.

Kindergartenalter
Im Kindergartenalter bevorzugen Kinder auf der ganzen Welt Spielpartner ihres eigenen Geschlechts. Das ist in Afrika, Mexiko, Indien, Japan und den USA nicht anders als in Deutschland und der Schweiz. Zur Begründung gibt es bisher nur Hypothesen. Jungen raufen und balgen sich in den Gruppen mehr, ihre Spiele sind meist körperbetonter. Sie lernen dadurch soziales Miteinander und Gruppenzusammenhalt. Soziales Miteinander brauchen alle Kinder, unabhängig vom Geschlecht. Im Spiel lernen sie mit den Dingen in ihrer Umwelt umzugehen und die Welt zu begreifen. In der Nachahmung und im Rollenspiel lernen sie geschlechtsspezifische Rollen zu übernehmen. Beschränken sie sich auf die Spiele

und Beschäftigungen, die man ihrem Geschlecht als „typisch" zuschreibt, entwickeln sich die Hirnfunktionen weiter, die man dazu benötigt, während andere zurückbleiben. Mädchen üben beim Spiel mit Puppen, Anziehsachen und Malen Feinmotorik und Sprache, Jungen mit Wettkampfspielen, Raufereien, Baukästen und Autos ihre Grobmotorik, räumliche und visuelle Fertigkeiten. So vergrößern sich Unterschiede, die im Säuglingsalter nur gering vorhanden waren. Durch Eltern und andere Erwachsene wird das geschlechtsspezifische Verhalten ebenso verstärkt wie durch die Gleichaltrigen. Am Ende der Vorschulzeit stellt man deshalb ausgeprägte Unterschiede zwischen Jungen und Mädchen fest. Sie lassen sich jedoch durch Üben noch sehr gut ausgleichen. So können z. B. Jungen ihre Feinmotorik verbessern und Mädchen ihr sportliches Geschick. Wie viel Bewegungsaktivität Kinder entfalten, hängt letztendlich von dem Angebot ab, das sie bekommen. Eliot empfiehlt Eltern, die Vorlieben der Kinder zu nutzen, um ihnen Angebote zu machen, die zum Üben animieren. Das hieße z. B., Mädchen Bälle, Seile, Fahrräder etc. zu schenken, die ihren Lieblingsfarben und Design entsprechen und gleichzeitig zu Bewegung anregen. Jungen kann man über ihre Interessen – z. B. für Dinosaurier oder Technik – zum Lesen, Malen und Kommunizieren bringen. Ferner plädiert Eliot dafür, das Angebot an Spielmaterial gezielt auszuwählen und zu beschränken. Wenn z. B. nur verschiedenfarbige Baukästen in einem Zimmer zur Verfügung stehen, werden sich alle Kinder damit beschäftigen. Das Ziel ist es dabei nicht, die Verschiedenheiten zwischen den Geschlechtern aufzuheben, sondern allen Kindern die gleichen Startmöglichkeiten in die Schule zu bieten, indem man sie besonders in der Vorschulzeit umfassend fördert.

Eliot empfiehlt Eltern folgende **Förderung für Vorschulkinder:**

- Impulse geben für die Entwicklung sprachlicher und schriftsprachlicher Fähigkeiten durch Vorlesen und Hörbücher mit Inhalten, die das Kind interessieren
- Alphabet und Buchstabennamen immer wieder anbieten, z. B. in Reimen und Liedern, beim Malen und – in zeitlich begrenztem Umfang – in Computerspielen
- Feinmotorik üben, z. B. durch Ausschneiden, Stempeln, Basteln, Bauen mit kleinen Teilen, Malen und Zeichnen an einer Staffelei, Tippen auf Schreibmaschine oder Computer
- Mehr Bewegung zu Hause und im Kindergarten ermöglichen anstelle von Fernsehen und Computer. Die Kinder sollten regelmäßig draußen spielen und auch in der Wohnung Platz für Bewegung haben
- Raufen und Balgen mit Regeln erlauben
- Gefühle wahrnehmen und ausdrücken lernen, z. B. durch Bilderbücher und Gespräche

- Fürsorglichkeit entwickeln, indem man Haustiere versorgen lässt
- Gleichgewichtstraining durch Schaukeln, Springen, Drehen etc. fördert Grobmotorik und Reaktionsvermögen
- Ballspiele anbieten, um Zielgenauigkeit, Auge-Hand-Koordination und räumliche Fertigkeiten zu üben
- Sport wie z. B. Fußball-, Turn-, Judo- oder Gymnastikgruppen fördert die Grobmotorik und das Wohlbefinden
- Puzzle, Baukästen, Werkzeug und bestimmte Computerspiele üben visuell-räumliches Vorstellungsvermögen und mathematisches Verständnis
- Ein Musikinstrument erlernen fördert das Erkennen räumlicher und zeitlicher Muster, eine Voraussetzung für mathematische Operationen

Diese Empfehlungen sind für alle Kinder unabhängig vom Geschlecht hilfreich. Sie können Entwicklungsrückständen vorbeugen. Für Kinder mit Entwicklungsstörungen bieten sie eine gute Ergänzung zur Therapie, sie werden aber nicht ausreichen. Die Therapeutin kann empfehlen, wodurch man ein Kind besonders gut unterstützen kann.

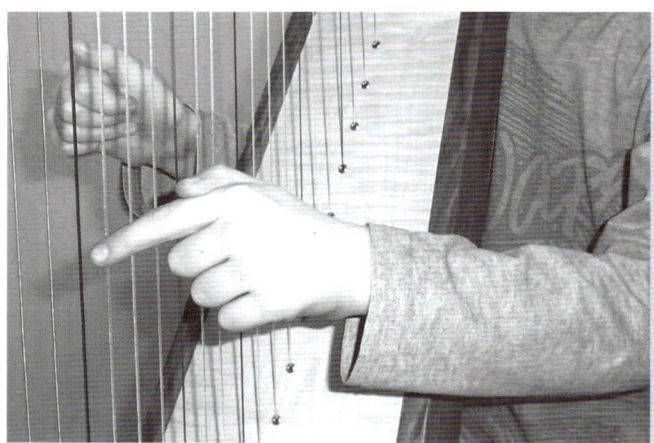

Abb. 5: Musikinstrumente fördern das Erkennen räumlicher und zeitlicher Muster

Schuleintritt
Bei Schuleintritt ist die Mehrheit der Jungen und Mädchen etwa gleich entwickelt. In der Feinmotorik erkennt man jedoch häufig Unterschiede. Mädchen sind im Durchschnitt bereits ab dem Alter von 3 Jahren besser in der Feinmotorik als Jungen. Das betrifft die Handgeschicklichkeit, aber auch die Motorik, die man zum Sprechen braucht. Durch die verschiedenen Schwerpunkte im Spiel vergrößert sich der Unterschied noch, Jungen fehlt es meist an Übung. Sie sind

im Schuleintrittsalter und bis zur Pubertät meist unruhiger und zappeliger als Mädchen und können sich weniger gut selbst kontrollieren. Das trägt ebenfalls dazu bei, dass sie weniger ihre Feinmotorik üben. Deshalb ist es für sie besonders wichtig, Selbststeuerung zu lernen, wie es im nächsten Kapitel beschrieben wird.

Die hier wiedergegebenen Studienergebnisse beziehen sich auf Durchschnittswerte. Das bedeutet, dass sie über ein bestimmtes Kind nichts aussagen. Es ist also ganz normal, wenn sich ein Kindergartenkind mit einem Kind des anderen Geschlechts aus der Nachbarschaft anfreundet, ein Mädchen lieber rauft und Fußball spielt als mit Puppen oder ein Junge fürsorglich ist und geschickt zeichnet. Aussagen über den Durchschnitt bergen immer das Risiko, dass sie Erwartungen erzeugen und zu Vorurteilen führen, obwohl man eigentlich durch Information das Gegenteil bewirken will. Im Fall von Kindern mit motorischen Problemen kann das Wissen darüber dazu beitragen, sich bewusster zu werden, dass die feinmotorische Förderung bei Jungen und die grobmotorische Förderung der Mädchen meist vernachlässigt werden.

Kulturelle Unterschiede
In jeder Gesellschaft stehen innerhalb einer bestimmten Zeit verschiedene Werte im Vordergrund. Die Lebensbedingungen der Menschen haben darauf einen großen Einfluss. In einer Gesellschaft, die überwiegend von der Landwirtschaft lebt, braucht man andere Fähigkeiten als in einer Industriegesellschaft oder in der sogenannten Informationsgesellschaft, in der wir in europäischen Ländern wie Deutschland, Österreich oder der Schweiz leben. Körperliche Kraft und Geschicklichkeit sind in vielen aktuellen Berufen weniger gefragt als z. B. in Handwerk oder Produktionsberufen. In diesem Bereich haben in den letzten 50 Jahren enorme Veränderungen stattgefunden.

Wie bereits erwähnt, wirken veränderte Lebensbedingungen sich auf die Entwicklung der Kinder aus. Manche Fähigkeiten werden nicht oder nur in geringem Maße entwickelt, andere jedoch sind wesentlich ausgereifter und schneller als bei der vorangehenden Generation. Als Erwachsener schafft man es z. B. kaum, ein Kind in einem Videospiel zu besiegen. Kinder mit motorischen Entwicklungsstörungen müssen nach wie vor Alltagsfertigkeiten und Kulturtechniken beherrschen und an alterstypischen Aktivitäten teilnehmen können. Sie haben aber gute Aussichten, sich später in einem Beruf zu behaupten, da sie einerseits mit therapeutischer Hilfe ihre Fähigkeiten verbessern können und ihnen andererseits viele Möglichkeiten für Beruf und Freizeit offen stehen, die nicht von einer extrem guten Beherrschung der Motorik abhängen.

Erfolg im Alltag

Übung macht nicht immer den Meister

Weil das Lernen von Bewegungen und Alltagsfertigkeiten normalerweise eher beiläufig geschieht, nimmt man meistens an, dass einfach mehr geübt werden muss, wenn etwas nicht klappt.

Die verschiedenen Stufen des motorischen Lernens zeigen jedoch, dass Üben nicht in jeder Stufe etwas bringt. Um etwas üben zu können, muss man zunächst einmal das erste Stadium des Lernens, das „kognitive" Stadium, bewältigt haben. Kognitiv bedeutet: auf das Denken, Verstehen und Erkennen bezogen. Es umfasst wie bereits oben geschildert Vorgänge wie: aufmerksam sein, etwas wahrnehmen (z. B. eine Bewegung spüren, das Ziel sehen etc.), Zusammenhänge verstehen, Probleme lösen, sich etwas merken und erinnern.

Kinder mit motorischen Entwicklungsstörungen scheitern meist in diesem ersten Stadium. Sie verstehen nicht genau, worum es bei der Aufgabe geht; sie wissen nicht, worauf sie bei einer Bewegung achten müssen und entwickeln keine richtige Bewegungsvorstellung. Ihr Ausprobieren ist weniger gezielt, sie können nicht gut genug bei anderen abschauen, wie es geht und sich nicht selbst hilfreiche Merksätze ausdenken, weil sie ihre Fehler nicht erkennen. Wenn man ihnen zuschaut, stellt man fest, dass sie z. B. nicht an der richtigen Stelle stehen, den Körper falsch zum Ziel ausrichten, zu fest oder zu schwach ihre Kraft einsetzen. Aber sie merken einfach nicht, woran es liegt und machen immer wieder die gleichen Fehler. Das passiert, obwohl es ganz normal intelligente Kinder sind. So, als hätten sie einen blinden Fleck für Bewegung. Mehr üben hilft also nicht. Im Gegenteil, sie üben und verfestigen dabei ihre Fehler. Diese zu korrigieren braucht sehr viel Energie und Anstrengung.

Hinzu kommt noch, dass ihnen mit der Zeit der „Heimvorteil" fehlt: Ihre Erzieher, Lehrer, Freunde trauen ihnen nichts mehr zu. Die anderen Kinder lachen, sehen weg oder wollen mit dem Kind nicht spielen, die Eltern sind enttäuscht oder genervt. Lehrer verlieren die Geduld. Das Kind selbst weiß genau: „Ich kann das sowieso nicht. Warum also überhaupt erst üben?" Diesen Kindern fehlt nach einiger Zeit einfach der Wille zu lernen.

Die Sache mit dem Willen

Es gibt eine ganze Reihe Sprichwörter zum Thema Willen:

> Wo ein Wille ist, ist auch ein Weg.
> Der Wille versetzt Berge.
> Des Menschen Wille ist sein Himmelreich.
> Der Mensch kann alles, was er will.

Tatsächlich mobilisiert der Wille, etwas unbedingt erreichen zu wollen, enorme Kräfte. Und die benötigt man meist auch, um länger an einer Sache zu bleiben, Hürden zu überwinden, Probleme zu lösen, kurz gesagt, um nicht aufzugeben, bevor das Ziel erreicht ist oder obwohl man Rückschläge erleidet. Die Beobachtung von Kleinkindern zeigt, dass sie in diesem Alter enorme Kräfte und Ausdauer mobilisieren können, um etwas zu lernen. Nicht immer bleiben dieser starke Wille und die Ausdauer erhalten. Wenn Kinder nicht erfahren, dass sie selbst durch Anstrengung ihr Ziel erreichen können, geben sie auf. Sie kommen dann nicht zu der Überzeugung, dass sie selbst etwas bewirken können und dass sich die Anstrengung lohnt. Für Kinder mit motorischen Entwicklungsstörungen trifft das auch zu. Sie strengen sich anfangs enorm an, kommen aber nicht zum Erfolg. Irgendwann versuchen sie es dann einfach nicht mehr, wie es auch bei Denis der Fall war. Wenn sie dann von Erwachsenen noch hören: „Du musst nur wollen, streng Dich mehr an!", frustriert sie das nur noch mehr und sie ziehen sich immer weiter zurück, lenken von ihren Problemen ab oder werden aggressiv. Es ist deshalb wichtig, dass sie rechtzeitig die richtige Unterstützung bekommen.

Therapien

Es gibt verschiedene Berufsgruppen, die Therapie für Kinder mit motorischen Entwicklungsstörungen anbieten:
- Ergotherapeuten
- Physiotherapeuten
- Mototherapeuten oder Psychomotorik-Therapeuten

Ergotherapie
„Ergo" kommt aus dem Griechischen und bedeutet „Werk, Tat, tätig sein". Im Zentrum der Ergotherapie steht das Ziel, Menschen jeden Alters darin zu unterstüt-

zen, dass sie die Handlungen im Alltag ausführen können, die ihnen wichtig sind und an ihnen wichtigen Lebenssituationen teilhaben können. Zur Ergotherapie kommen Einzelpersonen, Gruppen oder auch Unternehmen aus ganz verschiedenen Gründen, z. B. bei einer Behinderung oder Entwicklungsstörung eines Kindes, nach einem Schlaganfall, bei einer psychischen Erkrankung, nach einem Unfall oder auch, weil sie ihren Alltag gesünder gestalten und Krankheiten vermeiden wollen.

Ergotherapeuten interessieren sich dafür, welche Handlungen ein Kind oder Erwachsener ausführen möchte. Wenn das Ziel klar ist, versuchen sie herauszufinden, aus welchen Gründen die Handlung nicht oder nicht zufriedenstellend ausgeführt werden kann. Sie analysieren die Ausführung der Aktivität und das Umfeld. Anschließend entwickeln sie mit dem Klienten einen Plan, um die gesetzten Ziele zu erreichen. Die Strategien dazu können vielfältig sein. Ein zentraler Teil der Arbeit besteht darin, Problemlösungen für den Alltag zu finden, damit z. B. Fertigkeiten wie sich anziehen, essen, sich fortbewegen, mit anderen kommunizieren, arbeiten, die Schule besuchen, ins Kino gehen, Freunde treffen etc. möglich werden. Eventuell wird auch die Umwelt umgestaltet, z. B. ein Rollstuhl angepasst, die Einrichtung im Haus verändert oder Lehrer, Eltern oder andere Personen beraten. Meistens werden in der Therapie konkret die gewünschten Aktivitäten gelernt. Dazu kann es auch nötig sein, erst einmal die Voraussetzungen zu schaffen, z. B. die Beweglichkeit einer Hand wiederherzustellen oder die Konzentration auf eine Aufgabe stufenweise zu verbessern, bis eine komplexere Handlung im Alltag gelingen kann (s. u.). Der Plan wird immer wieder überprüft, ob er auch zum angestrebten Ziel führt und der Situation entsprechend verändert.

Physiotherapie
Physiotherapie hilft Kindern und Erwachsenen, sich zu entwickeln und ihre Beweglichkeit und bewegungsbezogenen Funktionen zu optimieren. Auch die Physiotherapie zielt darauf ab, dass Menschen möglichst unabhängig an ihnen wichtigen Lebensbereichen teilhaben können. Physiotherapeuten analysieren dazu Bewegungsentwicklung, Bewegungsabläufe und Aufgaben. Sie erkennen, welche Probleme bei einer Bewegungsstörung vorliegen und entwickeln gemeinsam mit Eltern und Kind Problemlösungen.

Psychomotorik
Die Psychomotorik ist ein Fachgebiet der Pädagogik. Sie geht von einer Wechselwirkung von Motorik und Gefühlsleben aus. Empfindungen, die den Menschen

glücklich machen, fördern seine Wahrnehmungsintegration und wirken auf die Motorik. Über die positive Bewegungserfahrung wird das Selbstwertgefühl des Kindes gestärkt. Es entdeckt seine Ressourcen und hat so den Mut, Neues auszuprobieren und auch an seinen Schwächen zu arbeiten. Im Spiel, in der Musik, beim Malen oder Zeichnen hat das Kind die Möglichkeit, seine Gefühle und Konflikte auszudrücken und zu verarbeiten. Das Ziel der Psychomotorik-Therapie ist, dass das Kind seine Wahrnehmungs-, Handlungs- und Kontaktfähigkeit seinen Möglichkeiten entsprechend erweitern kann. Es soll lernen, mit seinen Schwierigkeiten angemessen umzugehen (www.psychomotorik-therapie.ch., 30.01.2011). Die Therapie findet in Gruppen und als Einzelsituation statt.

Verschiedene Therapieansätze
Therapeuten nutzen unterschiedliche Therapieansätze und Methoden. Diese beruhen auf einer bestimmten Vorstellung davon, wie eine Bewegung oder Fertigkeit erfolgreich ausgeführt werden kann. In den letzten Jahren hat man aufgrund neuer Forschungsmöglichkeiten viel darüber erfahren, wie das Gehirn arbeitet und Neues erlernt wird. Die Vorstellungen über Lernen von Bewegungen und Fertigkeiten haben sich geändert und mit ihnen die Therapieansätze. Im Wesentlichen kann man drei Vorgehensweisen unterscheiden:
- An den Grundlagen einer Bewegung oder Fertigkeit arbeiten
- Aufgaben- oder aktivitätsbezogen vorgehen
- Soziales Miteinander ermöglichen

An den Grundlagen einer Bewegung oder Fertigkeit arbeiten
Lange Zeit ging man davon aus, dass das Nervensystem wie eine Firma organisiert ist: Es gibt einen „Chef", die Großhirnrinde, die den anderen „Abteilungen" sagt, was sie zu tun haben. Die anderen Abteilungen sind z. B.:
- Sinne wie Gleichgewichtssinn, Sehen, Hören, Tastsinn, Kraftsinn, Bewegungssinn, Lagesinn etc., damit die Bewegung auf die Umwelt abgestimmt werden kann
- Nervenbahnen zum Muskel und zurück zum Gehirn, damit die verschiedenen Körperteile aufeinander abgestimmt werden können
- Koordinationsstellen, in denen Informationen zusammenlaufen und verarbeitet werden, z. B. damit das Gleichgewicht gehalten wird, die Bewegungen fein aufeinander abgestimmt werden können etc.

Man nahm deshalb an, dass es zur Verbesserung einer Bewegung am besten sei, herauszufinden, welche Grundlagen in der Bewegungsausführung nicht gut funktionieren, um diese dann gezielt zu verbessern. In der Therapie werden bei diesem Vorgehen die einzelnen Komponenten, die man für eine Bewegung oder Fertigkeit braucht, genau analysiert. Man kann dann z. B. feststellen, dass bei einem Kind mit motorischen Störungen das Gleichgewicht nicht so gut ist wie bei Kindern seines Alters oder dass es Fingerbewegungen und Augenbewegungen nicht gut aufeinander abstimmen kann und deshalb ein Ziel nicht trifft oder über die Linien malt. Viele Kinder haben auch eine schlechte Körperhaltung, weil ihre Muskelspannung zu niedrig ist, oder sie haben mit Bewegungen Schwierigkeiten, bei denen man beide Hände einsetzen muss.

Es entwickelten sich deshalb Therapiemethoden, die vor allem an diesen Grundlagen arbeiten:

- Sensorische Integrationstherapie zur Verbesserung des Zusammenspiels und der Verarbeitung von Wahrnehmungen aus den verschiedenen Sinnen
- Bobath-Therapie, um die Muskelspannung zu verbessern und normale Bewegungsabläufe zu ermöglichen
- Training, bei dem Kinder Gewicht am Körper tragen, um Muskelspannung und Krafteinsatz zu verbessern
- Training zum Verbessern des Lagesinns und Bewegungssinns
- Visuelles Wahrnehmungstraining

Einige Ansätze werden sowohl von Ergotherapeuten als auch von Physiotherapeuten angewandt, wobei der Fokus der Therapie aufgrund der verschiedenen Berufsausbildungen etwas anders gelagert sein dürfte.

Da die Ansätze bereits sehr lange bekannt sind, werden sie im deutschsprachigen Raum weit verbreitet angewendet und von den meisten Ergotherapeuten oder Physiotherapeuten beherrscht. Sie sind nicht an ein bestimmtes Alter oder an bestimmte Denkleistungen des Kindes gebunden.

Aufgaben- oder aktivitätsbezogen vorgehen

Inzwischen weiß man, dass das Gehirn nicht so funktionieren kann, wie man annahm. Wir können z. B. viel zu schnell reagieren und uns bewegen, als es durch eine Verarbeitung über lange Wege durch den ganzen Körper zum Großhirn als „Chef" möglich sein könnte. Vielmehr geht man heute davon aus, dass das Nervensystem sich sehr flexibel immer wieder neu organisiert, abhängig davon, was in einer aktuellen Situation notwendig ist. Man könnte sagen, es werden immer wieder neue Arbeitsgruppen gebildet, damit eine bestimmte Aufgabe in einer bestimmten Umwelt erfüllt werden kann. Es ist deshalb sinnvoller, direkt die Aktivitäten in der Umwelt zu lernen, in der man sie braucht, dann kann das Gehirn sich entsprechend strukturieren. Kindern mit motorischen Entwicklungsstörungen ist das aber meist nicht möglich. Aufgabenbezogene Therapien vermitteln deshalb zwischen dem Erlernen der Aufgabe und dem Transfer in den Alltag. Um das möglich zu machen, setzen neuere Therapieansätze an einfachen Aufgaben und/oder komplexen Aktivitäten an. Sie reduzieren zunächst die Anforderungen der Aufgabe, z. B. indem sie erst einzelne Schritte üben, dann das Ganze oder die Umweltanforderungen erleichtern etc. Nach und nach werden dann die Anforderungen an die der realen Umwelt angepasst.

Beispiele für aufgaben- oder aktivitätsbezogene Therapien sind:
- **CO-OP:** Dies ist die Abkürzung eines kanadischen Ergotherapieansatzes. Sie bedeutet „Cognitive Orientation in daily Occupational Performance". Das kann man in etwa übersetzen mit „Kognitive Steuerung bei der Ausführung von Alltagshandlungen". Gemeint ist damit, dass Kinder mit motorischen Entwicklungsstörungen lernen, Fertigkeiten anhand von Denk-Strategien zu erwerben. Zunächst beobachtet die Therapeutin, an welchen Schritten der Handlung das Kind scheitert. Dann hilft sie ihm, die Fehler selbst zu erkennen und Lösungen zu suchen. Ziel ist, dass das Kind alleine herausfinden lernt, wie es erfolgreich handeln kann. Die Eltern lernen, ihr Kind zu Hause beim Üben zu unterstützen. Das CO-OP ist auch für Kinder mit Aufmerksamkeitsstörungen geeignet. Es kann bei Kindern ab ca. 5 Jahren eingesetzt werden. Die Kinder müssen Sprache verstehen und sich selbst mit einfachen Worten ausdrücken können. Sie müssen dazu in der Lage sein, Ursache- und Wirkungszusammenhänge zu erkennen. Im deutschsprachigen Raum gibt es bisher noch relativ wenig Ergotherapeuten, die im CO-OP ausgebildet und erfahren sind. Das liegt u. a. daran, dass die Ausbildung von Lehrtherapeuten erst begonnen hat und es noch kein ausreichendes Fortbildungsangebot gibt. Wie das CO-OP genau funktioniert, wird im nächsten Abschnitt näher erläutert.
- **Neuromotor Task Training (NTT)** kommt aus den Niederlanden und wurde von Physiotherapeuten entwickelt. Fertigkeiten lernt das Kind auch bei diesem Ansatz – ähnlich wie beim CO-OP –, nachdem analysiert wurde, an welchen Punkten der Handlung die Leistung des Kindes zusammenbricht. An diesen Punkten wird dann gezielt gearbeitet. Dem Kind werden Strategien vermittelt, mit denen es die Aufgabe bewältigen kann. Die Aufgabe wird wie bei allen anderen Methoden zunächst an die Fähigkeiten des Kindes angepasst und dann werden die Anforderungen gesteigert. Wenn das Kind verstanden hat, wie es die Aufgabe ausführen kann, folgt abwechslungsreiches Üben auch mit Hausaufgaben. NTT ist auch für jüngere Kinder geeignet und für Kinder, die sich verbal noch nicht so gut ausdrücken können, da ihnen die Strategien vorgegeben werden. Das Training ist im deutschsprachigen

Raum so gut wie unbekannt, da es keine deutschen Veröffentlichungen und Weiterbildungen für Therapeuten gibt. Es wird deshalb hier nicht weiter vorgestellt.

- **Motor Imagery Training (MI)** ist ein noch neuer australischer Ansatz. Es bedeutet „Bewegungsvorstellungstraining" und möchte dem Kind das Erlernen einer Bewegung oder Aufgabe ermöglichen, indem das Kind lernt, sich die Bewegung vorzustellen. Dabei kann man z. B. Vorbilder einsetzen. Das Kind würde dann ein anderes Kind beobachten und sich vorstellen, wie es selbst die Aufgabe ausführt. Fehler in der Ausführung sollen so vermieden werden. Das MI ist bisher noch wenig erforscht. Einige Kinder mit motorischen Entwicklungsstörungen haben Probleme mit der Bewegungsvorstellung. Man muss also zunächst noch genauer untersuchen, unter welchen Voraussetzungen das Training eingesetzt werden kann und wann es wirkt. Im deutschsprachigen Raum gibt es zum MI noch keine Weiterbildungskurse.

Soziales Miteinander ermöglichen

Psychomotorik oder Mototherapie nimmt besonders das soziale Miteinander der Kinder in den Blick. Die Therapie wird deshalb häufig als Gruppentherapie durchgeführt. In der Psychomotorik gibt es ebenfalls unterschiedliche Richtungen. Gemeinsam haben sie, dass sie dem Kind neben praktischer Kompetenz wie Bewegungskompetenz und Umgang mit Materialien auch Ich-Kompetenz und Sozialkompetenz vermitteln möchten. Ich-Kompetenz bedeutet, dass das Kind lernt, seine Bedürfnisse und Gefühle auszudrücken, mit seinen Schwierigkeiten umzugehen, sich selbst zu steuern und sein Selbstvertrauen zu stärken. Sozialkompetenz meint, dass es lernt, andere wahrzunehmen, sich mit ihnen abzustimmen und mit ihnen zusammenzuarbeiten. Es lernt, ein aktives Mitglied einer Gruppe zu werden. In der Psychomotorik werden Bewegungsspiele, Malen, Zeichnen und Musik eingesetzt. Berufsausbildung und Arbeitsweise der Psychomotorik unterscheiden sich in Deutschland und der Schweiz.

Welche Therapie ist die richtige?

Welcher Therapieansatz für ein Kind richtig ist, muss individuell entschieden werden. Unter anderem hängt es davon ab, wie alt das Kind ist, wie weit es geistig und sprachlich entwickelt ist, wie viel Unterstützung es beim Üben zu Hause oder im Kindergarten bekommen kann. Nicht zuletzt ist auch entscheidend, welche Therapie angeboten wird.

Was man über **Therapien** für motorische Entwicklungsstörungen weiß:
- Ergotherapie und Physiotherapie sind besser als keine Therapie. Die Probleme „wachsen" sich nicht aus, sondern bleiben weiter bestehen. Alltagseinschränkungen und soziale Isolation können noch zunehmen.
- Besonders günstig ist es, im Alter von 5-6 Jahren eine Therapie durchzuführen (siehe oben Diagnostik).
- Bei schweren Beeinträchtigungen sollten auch jüngere Kinder behandelt werden.
- Aufgabenbezogene, am motorischen Lernen orientierte Ansätze wie CO-OP und NTT scheinen bessere Therapieergebnisse zu bewirken als Therapien, die an den Grundlagen arbeiten wollen, und benötigen in der Regel eine kürzere Therapiezeit bei Kindern ab 6 Jahren. Sie sind zu empfehlen, wenn das Kind die Voraussetzungen erfüllt (d. h., es ist bereit, drei Fertigkeiten zu lernen, kann sich sprachlich ausreichend verständlich machen, versteht Ursache-Wirkungszusammenhänge und die Strategieentwicklung und kann mit der Therapeutin interagieren), von Bezugspersonen zu Hause unterstützt wird und die Therapeutin entsprechend geschult ist.
- Gruppentherapie ist bei Kindern unter 6 Jahren nur nach sorgfältiger Überlegung zu empfehlen. Es besteht das Risiko, dass das Kind in seinem Selbstbewusstsein eher negativ beeinflusst wird. Auch bei älteren Kindern sollte im Einzelfall abgewogen werden, ob eine Einzeltherapie vorzuziehen ist.
- Neben dem Alter spielt auch die Schwere der Beeinträchtigung eine Rolle. Kinder mit einer leichten Form scheinen eher von Gruppentherapie zu profitieren als Kinder mit einer schweren Beeinträchtigung.
- Bei Kindern, die noch andere Diagnosen haben wie z. B. Aufmerksamkeitsstörungen (ADHS), muss überlegt werden, wie therapeutisch beide Beeinträchtigungen berücksichtigt werden können. Das betrifft vor allem auch die medikamentöse Behandlung in Kombination mit z. B. Ergotherapie.

Wie bereits erwähnt, gibt es im deutschsprachigen Raum noch zu wenige Therapeuten, die aufgaben- oder aktivitätsbezogene Therapieansätze wie CO-OP und NTT gelernt haben. Dennoch haben die meisten Therapeuten inzwischen ihre Therapieangebote angepasst und richten sich an den Kenntnissen zum motorischen Lernen aus. Einige haben einen Therapiemix aus aufgabenorientiertem Lernen und Arbeiten an den Grundkomponenten entwickelt, den sie einsetzen, wenn Kinder mit der reinen Arbeit an Denk-Strategien überfordert sind. Andere Therapeuten entwickeln besondere Schulungen für Eltern. Es gibt aber noch keine Ergebnisse über die Wirksamkeit dieser Vorgehensweisen.

Auch wenn keine Therapeutin mit Ausbildung in CO-OP oder NTT zur Verfügung steht, ist es sinnvoll, dass das Kind Ergotherapie oder Physiotherapie bekommt. Es gibt zahlreiche Studien, die zeigen, dass Ergotherapie und Physiotherapie besser sind als keine Therapie – unabhängig von der Methode, die Therapeuten anwenden.

> An folgenden Kriterien erkennt man eine **gute Therapeutin**:
> - Sie erkundigt sich, welche Aktivitäten für das Kind und seine Familie, Lehrer und andere wichtige Personen sinnvoll und wichtig sind.
> - Ihre Therapie zielt darauf ab, dass das Kind sich besser bewegen und erfolgreich handeln kann. Sie stärkt das Selbstvertrauen des Kindes und seine Überzeugung, dass es lernen kann.
> - Sie bezieht die Wünsche des Kindes bei der Auswahl von Therapiezielen ein, überlegt mit dem Kind, wie erfolgreiches Handeln aussehen sollte, sie unterstützt das Kind darin, sein Lernen selbst zu steuern und zu überprüfen, ob es Fortschritte macht.
> - Sie bezieht andere Personen mit ein, die das Kind darin unterstützen, im Alltag zu üben, z. B. Eltern, Lehrer, Großeltern u. a. Personen, und gibt dem Kind Aufgaben für das Üben zu Hause.
> - Sie lädt die Bezugspersonen ein, an Therapiesitzungen teilzunehmen.
> - Sie berücksichtigt dabei die Lebensumstände der Familie wie Tagesabläufe, Wohnsituation, finanzielle Situation, Zeit, Freizeitinteressen, Geschwister etc.
> - Sie orientiert sich am aktuellen Wissen über die Arbeitsweise des Gehirns, über motorisches Lernen und motorische Entwicklungsstörungen.

Hilfreiche Strategien im Alltag – das CO-OP

 Emily, Teil 3

Frau Holzer, die Kinderärztin, hat bei Emily eine motorische Entwicklungsstörung diagnostiziert. Die Ergebnisse aus der ergotherapeutischen Voruntersuchung (Motoriktest, Beobachtungen und die Befragung zum Alltag) haben ihren Verdacht bestätigt. Sie schlägt Frau Schmidt vor, mit Emily zur Ergotherapie zu gehen und verordnet zunächst 10 Therapiestunden.

Frau Berger begrüßt die beiden zur ersten Therapiestunde.
„Wir haben uns ja schon über die Alltagsprobleme unterhalten. Emily hat auch bereits drei ihr wichtige Ziele genannt:
- Besser schreiben können und sich dabei weniger anstrengen müssen.
- Sie will beim Hüpfkästchenspiel mitmachen und
- Fahrrad ohne Stützräder fahren können.

Frau Schmidt, Ihnen war auch das bessere Schreiben wichtig, außerdem, dass Emily lernt, Verschlüsse wie Knöpfe zu beherrschen und eine Schleife zu binden. Das Fahrradfahren und Hüpfkästchenspielen fanden Sie nicht so wichtig. Sie würden es aber begrüßen, wenn Emily in den nächsten Ferien auch Radfahren könnte, damit sie gemeinsame Ausflüge unternehmen können. Leider werden wir hier in der Therapiezeit nicht alles angehen können. Wir müssen uns deshalb auf 3 Ziele beschränken. Das Schreiben war ja sowohl Dir, Emily, als auch Ihnen, Frau Schmidt, wichtig. Beim Fahrradfahren sind Sie sich auch relativ einig. Allerdings wäre das auch was, was Emily sehr gut zu Hause üben könnte, wenn sie das Prinzip verstanden hat. Bis zu den nächsten Sommerferien bleibt uns ja auch noch ein halbes Jahr. Was hältst Du deshalb davon, Emily, wenn wir noch das Schleifebinden mit dazunehmen? Das heißt, wir würden uns im Rahmen der Therapiestunden und Deiner Hausaufgaben um das Hüpfen, Schreiben und Schleifebinden kümmern. Fahrradfahren kommt dann anschließend zu Hause mit Deinen Eltern dran. Wäre das für Dich okay?"
Emily nickt. Sie kann sich sowieso noch nicht vorstellen, wie das klappen soll. Schließlich hat sie schon so oft vergebens das Schleifebinden versucht. Aber vielleicht kennt Frau Berger ja einen Trick.

Bevor das Lernen beginnt, möchte Frau Berger noch festhalten, wie gut Emily die gewünschten Fertigkeiten ausführen kann, damit man nach etwa 3 Monaten Therapie sehen kann, was sich verändert hat.

Sie bittet Emily, mit ihr gemeinsam ein Hüpfkästchen mit Kreide auf den Boden zu malen, um darin zu springen. Emily hüpft 3-mal. Anschließend bittet Frau Berger Emily, an einem Kinderschuh 3-mal eine Schleife zu binden und einen Text von 3 Zeilen abzuschreiben. Sie nimmt alles mit der Videokamera auf.

Frau Berger hat gesehen, dass Emily beim Schleifebinden den Anfang schon richtig macht. Es könnte also sein, dass sie den Rest relativ bald auch schafft. Die Therapeutin schlägt deshalb vor, damit zu beginnen.

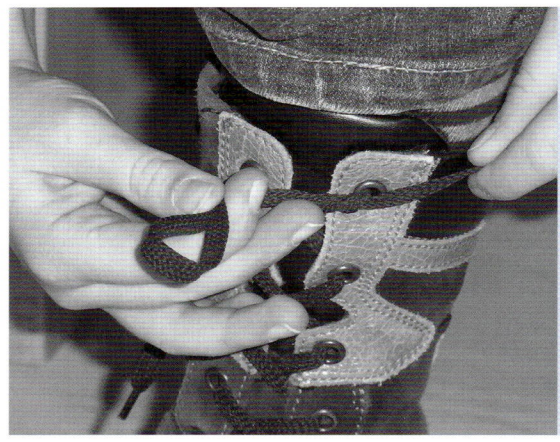

Abb. 6:
Der richtige Anfang –
Emily beim Schleifebinden

„Emily, zuerst möchte ich Dich noch mal fragen, ob Du jetzt wirklich als Erstes die Schleife lernen willst. Das kam ja eigentlich mehr von Deiner Mutter. Würde es Dir Spaß machen, wenn Du die Schleife selbst binden könntest?"
Emily denkt an ihre schönen roten Schuhe.
„Ich würde gerne öfter meine roten Schuhe anziehen. Aber die haben Schnürsenkel. Deshalb ziehe ich sie nur an, wenn was Besonderes ist, Kindergeburtstag oder so."
„Du könntest die Schuhe auch einfach so in die Schule anziehen, wenn Du sie alleine zumachen kannst", wirft ihre Mutter ein.
„Ja, das wäre toll!", strahlt Emily.
„Gut, Emily. Dann machen wir mit der Schleife weiter. Ich glaube nämlich, dass Du das schnell lernen kannst."
Emily guckt Frau Berger erstaunt an. Das traut sie selbst sich nicht zu, ob sie es ernst meint?
Frau Berger wirkt ihrer Sache sicher. Deshalb ist Emily auch gerne bereit, ihr noch mal zu zeigen, wie weit sie mit der Schleife kommt und ab wo es nicht mehr weitergeht.

Emily erzählt, was sie alles über das Schleifebinden weiß: Man muss erst mal einen Knoten machen, das kann sie schon. Dann macht man ein „Hasenohr", d. h., man macht eine große Schlaufe. Sie weiß noch, dass das andere Ende des Schnürsenkels nun um die Schlaufe herumgewickelt werden soll. Aber weiter kann sie nicht.
Frau Berger denkt kurz nach.
„Okay, ich habe gesehen, dass Du einen einfachen Knoten machen kannst und Du kannst auch eine Schlaufe machen. Das ist schon ein Superanfang. Was Du aber nicht so genau weißt, ist der Ablauf. Also was man alles machen muss, damit man am Ende eine Schleife hat."
Die Ergotherapeutin hat noch einige andere kleine Probleme gesehen, auf die sie jetzt aber noch nicht eingeht. Emily macht z. B. die Schlaufe mal zu groß und mal zu klein. Sie lässt immer wieder die Schlaufe los und verliert sie dann und muss wieder neu anfangen. Oft sitzt die Schlaufe viel zu weit oben und nicht unten am Fuß über dem Knoten. Sie kommt mit den dicken Schnürsenkeln gut zurecht, man müsste aber noch sehen, wie es mit den dünnen Schnürsenkeln der roten Schuhe geht.

„Emily, bevor wir mit der Schleife weitermachen, möchte ich Dir jemanden vorstellen. Guck mal!" Frau Berger nimmt eine Handpuppe aus der Kiste. Auf einem roten Haarschopf sitzt schräg ein Käppi mit einem Totenkopf. Auf einem Auge hat die Puppe eine Augenklappe, sie trägt ein blaues T-Shirt.

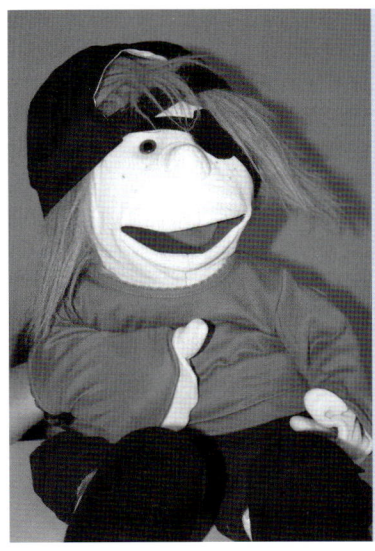

Abb. 7:
Die Piratenhandpuppe –
Kapitän ‚Ziel-Plan-Tu-Check'

„Oh, ein Pirat!"
„Ja, das hast Du richtig erkannt. Ich bin Kapitän ‚Ziel-Plan-Tu-Check'. Und wer bist Du?" Die Puppe kann sogar den Mund bewegen.
„Ich bin Emily. Aber Deinen Namen hab ich nicht gut verstanden."
Tatsächlich ist der Name von großer Bedeutung. Frau Berger erklärt mithilfe der Puppe, was Ziel-Plan-Tu-Check bedeutet. Es ist so was wie eine Formel zum Lösen von Problemen.

Ziel bedeutet, sich zu fragen, was man erreichen will. Frau Berger, bzw. die Handpuppe, erklärt es Emily mithilfe des Spiels, das sie noch vom letzten Mal kennt.
„Siehst Du Emily. Mein Ziel ist es, die Holzscheibe durch das Labyrinth in das Loch oben zu bringen, ohne dass sie vorher in ein anderes Loch reinfällt.

Plan heißt, dass ich mir überlege, wie ich das schaffen kann. Hast Du eine Idee?"
„Ja", sagt Emily, „Du ziehst an den Schnüren."

„**Tu** bedeutet, ich mache das, was geplant war. Also ich ziehe an den Schnüren."
Kapitän Ziel-Plan-Tu-Check zieht. Die Scheibe bewegt sich nach oben, fällt aber in das nächste Loch und ist weg.

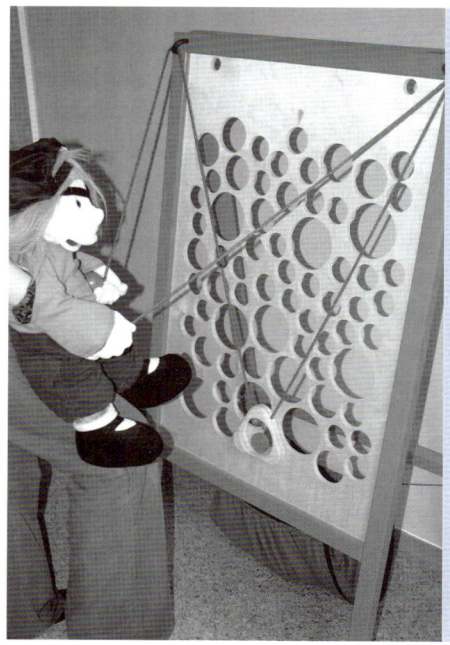

Abb. 8:
Kapitän ‚Ziel-Plan-Tu-Check' beim Erklären des Ziels

„**Check** heißt, gucken, was passiert ist. Habe ich mein Ziel erreicht?", fragt der Kapitän.
Emily lacht. „Nein, Du hast ja gar nicht aufgepasst. Du musst mal mehr an der einen Schnur ziehen und mal mehr an der anderen."
„Ach so, also war der Plan noch nicht so ganz perfekt. Jetzt hast Du den Plan noch etwas genauer beschrieben. Ich probiere es damit aus." Kapitän Ziel-Plan-Tu-Check beginnt von Neuem und zieht mal mehr links an der Schnur, mal mehr rechts. Aber wieder fällt die Scheibe ins Loch.
So probieren es die beiden noch eine ganze Weile. Sie denken sich Pläne aus, führen sie aus und gucken, was passiert.
Schließlich klappt es, als Emily vorschlägt, „so lange am rechten Seil ziehen, bis die Scheibe am Loch vorbei ist, dann an beiden Seilen ziehen".
„Wow, das war ein guter Plan. Hast Du gesehen! Ich glaube, jetzt hast Du verstanden, was es mit meinem Namen auf sich hat. Kannst Du es jetzt Deiner Mutter erklären?"

Emily beschreibt ihrer Mutter, was Ziel, Plan, Tu und Check bedeutet. Sie hat verstanden, dass es wichtig ist, zu überlegen, was man erreichen will, Pläne zu entwickeln und auszuprobieren. Sie hat gemerkt, dass es gute und weniger gute Pläne gibt und man immer prüfen muss, wie gut ein Plan war. Dann kann man entscheiden, ob man so weitermacht oder einen neuen Plan suchen muss.
Zu Hause soll Emily „Ziel-Plan-Tu-Check" weiter üben. Damit sie es sich gut merken kann, malt sie sich selbst ein Bild vom Piratenkapitän und schreibt den Namen Ziel-Plan-Tu-Check in großen Buchstaben darunter. Mit Hilfe ihrer Mutter soll sie bis zur folgenden Woche mindestens drei Mal bei einer Aufgabe die „Formel" Ziel-Plan-Tu-Check anwenden. Sie kann so z. B. ihrer Mutter etwas beibringen oder sich selbst. Sie soll diese Fragen immer laut sagen, auch wenn sie alleine ist:
- Was ist mein Ziel?
- Wie sieht mein Plan aus?
- Wie gut hat der Plan geklappt?

Zu Frau Berger und dem Kapitän Ziel-Plan-Tu-Check kommt sie in einer Woche wieder für eine Stunde.

Überschaubare und realistische Ziele
Schauen wir uns noch einmal an, wie Frau Berger in der Ergotherapie vorgegangen ist. Sie wendet das CO-OP an, das hier anhand von Emilys Therapie erläutert wird.

Zunächst versucht Frau Berger, dass sich Emily und ihre Mutter auf drei Ziele einigen. Möglich wäre, in diesen Prozess auch noch den Vater, Lehrer oder andere Personen mit einzubeziehen, die wichtig für Emilys Alltag sind. Mehr als drei Ziele in der Therapie anzustreben, würde eine Überforderung darstellen. Man kann die Prioritäten aber immer wieder neu setzen und Ziele in Absprache verändern. Wichtig ist, dass alle Beteiligten sich darüber im Klaren sind, wie die Ziele lauten. Sie sollten möglichst konkret formuliert und aufgeschrieben werden. Sonst kann man nicht entscheiden, ob man wirklich Fortschritte sehen kann. Die Ziele sollten im Verordnungszeitrahmen erreichbar sein, z. B. innerhalb von 6-10 Behandlungen.

Die Videoaufnahmen dienen ebenfalls dazu, nach einiger Zeit vergleichen zu können, ob Emily die Handlungen besser ausführt als zu Beginn der Therapie. Die Ergotherapeutin sieht sich dazu die Videos sehr genau an und bewertet die Qualität auf einer Skala von 1 (geht gar nicht) bis 10 (sehr gut gelungen). Wenn möglich, bittet sie auch eine Kollegin, die Emily nicht kennt, um eine Bewertung, damit sie ihre eigene Einschätzung überprüfen kann.

Besonders wichtig sind die Videos für Frau Berger, weil sie ihr helfen, genau zu analysieren, woran Emily scheitert. Beim Hüpfen sieht sie z. B., dass Emily entweder mit einem Fuß abspringt, aber auf zwei Füßen landet oder umgekehrt. Dabei tritt sie oft auf die Linien. Manchmal stützt sie sich mit den Händen auf, um das Gleichgewicht nicht zu verlieren. Sie wirft auch den Gegenstand nicht richtig in die Kästchen, mal landet er auf einer Linie, mal neben dem Hüpfkästchen, mal zu weit oben. Später in der Therapie wird die Therapeutin Emily helfen, diese Fehler selbst zu entdecken und herauszufinden, wie es besser geht.

Motivation und Aufgabenwissen

Frau Berger hat noch einmal überprüft, ob Emily wirklich motiviert ist, die vorgeschlagene Aktivität zu lernen. Wäre das nicht der Fall gewesen, hätte sie besser mit einer von Emily ausgewählten Aktivität begonnen, wie z. B. den Hüpfkästchen. Motivation ist wichtig, damit das Kind auch dann durchhält und weitermacht, wenn es auf Probleme stößt. In der Therapie werden diese Probleme nicht vermieden, indem man z. B. die Aufgabe ganz leicht macht oder dem Kind Hilfestellungen gibt. Das kann ganz am Anfang, wenn noch gar nichts klappt, eine Möglichkeit sein, um dem Kind den Einstieg zu erleichtern. Aber seine Umgebung zu Hause kann ja nicht immer komplett verändert werden und es kann auch nicht immer jemanden dabei haben, der ihm hilft. Es muss also lernen, sich den Problemen zu stellen und selbst Lösungen zu finden. Das ist das Hauptziel der Therapie. Dazu gehört auch, dass das Kind sich als erfolgreich erlebt und damit weiter motiviert wird, auch andere Aktivitäten zu lernen und sich Alltagsproblemen zu stellen. Die drei Aktivitäten, die das Kind in der Therapie lernen soll, sind dafür Übungsbeispiele. Es spielt deshalb erst mal keine Rolle, welche Aktivitäten man auswählt. Sie müssen nur folgende **Bedingungen** erfüllen:

- Das Kind muss sie lernen wollen.
- Sie müssen im Rahmen der Therapie durchführbar sein. Eislaufen oder Reiten lernen wäre z. B. schwierig, weil vermutlich keine Eisbahn oder Pferde da sind. Das gilt auch für andere Aktivitäten. Die Eltern müssen dazu in der Lage sein, die notwendigen Sachen zu besorgen oder auszuleihen, z. B. Inliner oder ein Fahrrad etc.
- Das Kind muss eine ungefähre Vorstellung über die Aufgabe haben. Fehlt das Wissen über die Aufgabe, muss man es ihm zunächst vermitteln, z. B. durch Vormachen und Erklären.
- Es muss grundsätzlich möglich sein, dass das Kind die Aufgabe ausführt. Damit ist gemeint, dass die Fähigkeiten des Kindes, die Anforderungen der Aufgabe und die Umweltbedingungen zueinander passen (s. o.). Ansonsten wandelt die Therapeutin die Aufgabe ab oder passt die Umweltbedingungen und Hilfen an.

Globale Strategie und Selbstinstruktion

Da das Hauptziel der Therapie darin besteht, dem Kind das selbstständige Lösen von Problemen beizubringen, setzt man eine sogenannte Problemlöse-Strategie ein. Man nennt sie auch „globale Strategie", weil sie für Probleme jeder Art genutzt werden kann. Frau Berger verwendet die Strategie „Ziel-Plan-Tu-Check". Sie enthält die wesentlichen Punkte eines Problemlöse-Prozesses: Man muss sich über das Ziel klar sein, einen Plan entwickeln, ihn ausprobieren und prüfen, wie gut der Plan geklappt hat. Dadurch erlebt das Kind sich als jemand, der selbst Pläne machen und ausprobieren kann. Manche Pläne sind besser als andere. Das spielt aber keine Rolle. Entscheidend ist das Überlegen und Überprüfen, was geht. Das Kind erfährt so, dass es nicht alles falsch macht, ohne zu wissen warum. Stattdessen bekommt es wie ein Forscher ein Werkzeug in die Hand, mit dem es die Situation erforschen und verändern kann.

Die globale Strategie „Ziel-Plan-Tu-Check" verstehen Kinder in der Regel ab 6 Jahren, man hat sie aber auch schon erfolgreich bei 5-Jährigen einsetzen können. Am Anfang ist es wichtig, dass die Kinder laut aussprechen, wie sie vorgehen. Das hilft dem Erwachsenen zu erkennen, ob es die Strategie verstanden hat und sie schon selbstständig einsetzen kann. Später hat es sie verinnerlicht und braucht sie nicht mehr laut zu sagen.

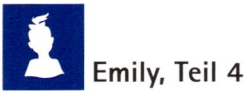 **Emily, Teil 4**

In der nächsten Therapiestunde berichtet Emily, dass sie zu Hause drei Mal mit der Mutter Ziel-Plan-Tu-Check geübt hat, ein Mal hat sie es dem Vater erklärt. „Stell Dir vor, ich hab ihm mein Nintendo erklärt. Das wollte er schon immer mal wissen", berichtet Emily stolz. „Die Tasten kann er jetzt richtig drücken. Aber er muss noch viel üben."
Frau Berger holt Schuhe mit dicken Schnürsenkeln, damit sie weiter an der Schleife üben können.
„Emily, ich möchte Dir erst mal zeigen, wie ich eine Schleife mache. Ich glaube, das ist etwas leichter als Deine Methode." Frau Berger macht die Schleife vor. Sie macht einen einfachen Knoten, dann legt sie mit beiden Händen gleichzeitig Schlaufen mit dem linken und rechten Schnürsenkelende und macht dann einen einfachen Knoten aus den beiden Schlaufen.
Emilys Mutter staunt: „Ach, das kenne ich ja gar nicht. Das ist ja viel einfacher, als ich das gelernt habe."
„Ja, für mich war das auch neu. Ich habe das von einem spanischen Kind gelernt. Das habe ich mir gleich angewöhnt, die meisten Kinder lernen es so viel besser. Und halten tut diese Schleife auch."

Emily versucht die Schleife nachzumachen. Sie macht die erste Schlaufe auf der rechten Seite und versucht dann eine Schlaufe auf der linken Seite zu machen. Jetzt hat sie eine große Schlaufe rechts und eine kleine Schlaufe links, die sehr weit oben sitzt.

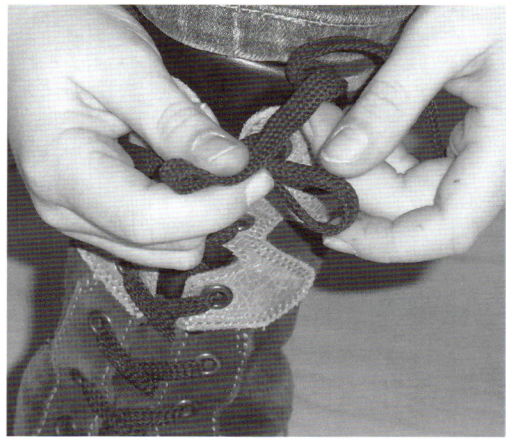

Abb. 9:
Nach einigen Versuchen hat Emily herausgefunden, wie man eine Schleife mit zwei gleich großen Schlaufen macht

„Was ist Dein Ziel, Emily?", fragt Frau Berger.
„Zwei Schlaufen zu machen."
„Ja, genau. Und was war Dein Plan?"
„Mein Plan war erst eine Schlaufe rechts, dann eine Schlaufe links."
„Und hat es funktioniert?"
„Ja, schon. Aber die Schlaufen sind verschieden."
„Ach so. Dann sind Dein Ziel also zwei gleiche Schlaufen?"
Emily nickt.
„Okay. Wie könnte der Plan dafür sein?"
„Ich weiß nicht, kannst Du mir noch mal zeigen, wie Du es machst?"
Frau Berger macht es noch einmal an ihrem Schuh vor.
„Hast Du gesehen, was ich anders mache als Du vorhin?"
„Ja, Du machst beide Schlaufen gleichzeitig."
„Also wie ist dann der Plan, Emily?"
„Mit beiden Händen gleich große Schlaufen machen."
Emily probiert den Plan aus. Es braucht ein paar Versuche, aber dann hat sie herausgefunden, dass sie am besten die Schnürsenkel um die Zeigefinger legt.
Frau Berger schreibt den Plan auf, der geklappt hat: „Mit den Zeigefingern zwei gleich große Schlaufen legen."
Durch weiteres Ziel-Plan-Tu-Check findet Emily heraus, wie weit die Schlaufen von ihrem Anfangsknoten entfernt sein sollten, damit sie genug Platz hat, einen Knoten aus den Schlaufen zu machen.
Damit sie sich das gut merken kann, klebt sie einen kleinen Sticker auf den Schuh. Der Blumen-Sticker sieht chic aus und lässt sich wieder gut entfernen, wenn sie ihn nicht mehr braucht.
Frau Berger schreibt auch das auf einen Zettel: „Hände bis zur Blume!"

Emily nimmt den Merkzettel mit nach Hause. Darauf sieht man ein paar Schuhe und die folgenden Sätze:

Schuhe zubinden

Ziel-Plan-Tu-Check:
Was ist mein Ziel?
Wie sieht mein Plan aus?
Wie gut hat der Plan geklappt?

Das hilft:
„Mit den Zeigefingern zwei gleich große Schlaufen legen."
„Hände bis zur Blume!"

Emily soll bis zur folgenden Woche zu Hause weiterüben. Wenn sie nicht vorankommt, wird ihre Mutter ihr helfen. Wenn es mit den breiten Schnürsenkeln klappt, wird Emily es auch mit den dünnen Schnürsenkeln ihrer roten Schuhe ausprobieren.
Nachdem der Anfang für das Schleifebinden gemacht ist und Emily zu Hause weiter üben kann, möchte Frau Berger mit dem Hüpfen beginnen.
Frau Berger fragt Emily, ob sie jetzt Hüpfkästchen springen möchte und was sie darüber bereits weiß. Sie besprechen gemeinsam den Ablauf: Man wirft einen Gegenstand in der Zahlenreihenfolge in Kästchen. Dann springt man bis in das Kästchen, hebt den Gegenstand auf, hüpft bis zum Ende, dreht sich mit einem Sprung ganz herum und hüpft wieder zurück an den Anfang. Der Ablauf ist Emily klar. Sie legen nun ein paar kleine Matten aus, die als Hüpfkästchen dienen sollen. Ihr erstes Ziel ist es, ein kleines Säckchen auf die 1. Matte zu werfen. Das klappt noch nicht so gut. Oft steht sie zu weit weg von den Matten und wirft mit großem Schwung, sodass sie die 1. Matte verpasst.

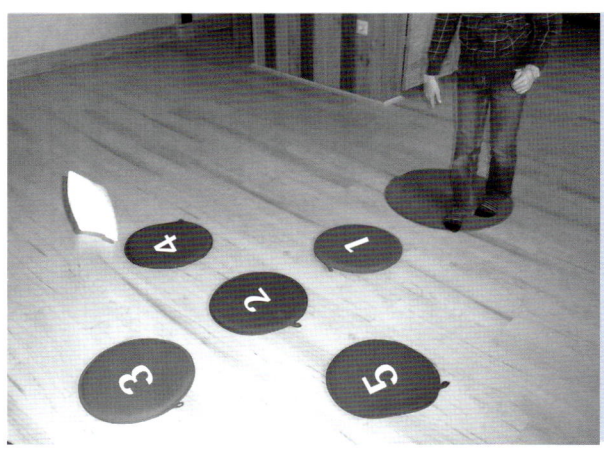

Abb. 10:
Emily verpasst die Matte
...

„Emily, was ist Dein Ziel?", fragt Frau Berger.
„Das Säckchen auf die 1. Matte werfen."
„Und Dein Plan?"
„Ich werfe einfach so fest ich kann."
„Und hat es geklappt?"
„Nein, das Säckchen ist zu weit geflogen."
„Du kannst also ganz schön fest und weit werfen. Aber wie kannst Du machen, dass es weniger weit fliegt? Hast Du eine Idee?"
„Ich versuche es weniger fest."

Emily probiert den Plan und das Säckchen fliegt wieder zu weit. Es dauert noch einige Pläne und Versuche, bis sie herausgefunden hat, wie sie die anvisierte Matte treffen kann. Sie merkt dabei auch, dass es besser geht, wenn sie nah am Rand der Matten steht.

Als Hausaufgabe soll Emily zu Hause ausprobieren, wie sie einen Ball oder etwas anderes in ein Ziel werfen kann. Ihr Merkzettel dafür lautet:

Zielwerfen

Ziel-Plan-Tu-Check:
Was ist mein Ziel?
Wie sieht mein Plan aus?
Wie gut hat der Plan geklappt?

Das hilft:
Immer an der gleichen Stelle stehen.
Wie ein Springbrunnen werfen.

Damit sie immer von der gleichen Stelle wirft, kann sie sich im Hof einen kleinen Kreis auf den Boden malen oder im Kinderzimmer auf ein Geschirrtuch stellen. Das mit dem Springbrunnen hat Emily sich selbst ausgedacht. Sie hat gemerkt, dass sie besser zielen kann, wenn sie das Säckchen von unten wirft und es in einem Bogen fliegt wie das Wasser aus dem Springbrunnen.

Wenn sie bei den Hausaufgaben weitere gute Pläne findet, soll ihre Mutter sie aufschreiben und zur Therapie mitbringen.

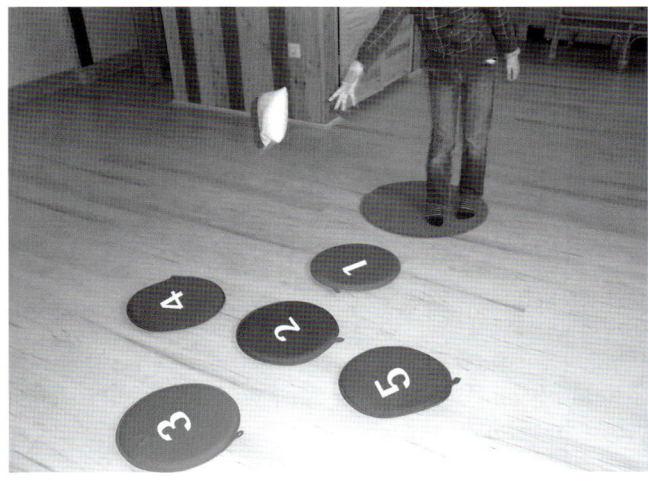

Abb. 11:
Jetzt wirft Emily wie ein Springbrunnen

Aufgabenspezifische Strategien

Nachdem Emily die globale Strategie verstanden und etwas eingeübt hat, geht Frau Berger zu den Aufgaben über. Sie wandelt das Schleifebinden etwas ab und zeigt Emily einen Weg, der für sie etwas leichter zu lernen ist. Das ist bereits eine der sogenannten „aufgabenspezifischen" Strategien im CO-OP. Das bedeutet, dass diese Strategie nur für die Aufgabe gilt, für die sie entwickelt wurde. Die meisten Strategien finden die Kinder selbst heraus. Es sind ihre eigenen Pläne, die gut funktioniert haben. Die Anpassung der Aufgabe ist eine Strategie, die die Therapeutin ebenfalls einbringen kann. Die Begründerinnen des CO-OP, die Ergotherapeutinnen Helene Polatajko und Angela Mandich, haben festgestellt, dass die Kinder immer ganz individuelle Strategien entwickeln. Dennoch gibt es Ähnlichkeiten. Häufig geht es um Folgendes:

- **Körperstellung:** wie man im Raum stehen muss oder welche Körperhaltung günstig ist, z. B. nahe am Rand des Hüpfkästchens stehen
- **Aufmerksamkeit:** worauf man achten muss, z. B. Augen zum Ziel
- **Aufgabe verändern oder genauer machen:** z. B. zwei gleich große Schlaufen machen
- **Aufgabenwissen vervollständigen:** fehlende Arbeitsschritte ergänzen; verstehen, wie man erkennen kann, ob etwas richtig oder falsch ist
- **Bewegung spüren:** die Aufmerksamkeit wird auf die Bewegung selbst gelenkt, z. B. spüre, wie weit Du den Arm streckst
- **Eselsbrücken:** Wörter, die die Kinder sich ausdenken, wie z. B. der Springbrunnen für das Werfen
- **Kurze Kommandos:** in kurzen Sätzen geben die Kinder sich selbst ein Kommando, z. B. Schlaufen, Blume, Knoten

Die **wichtigsten Strategien** für Kinder mit motorischen Entwicklungsstörungen sind also:
- Körperstellung auswählen
- Aufmerksam sein für das, was man tut
- Aufgabe verändern oder genauer machen
- Wissen vervollständigen
- Bewegung spüren
- Kurze Kommandos nutzen

Das Vorstellen einer Bewegung – wie im Motor Imagery Training (MI) – könnte ebenfalls eine Strategie sein (s. o.). Von sich aus scheinen die Kinder aber die Strategie nicht anzuwenden. Leider weiß man noch zu wenig darüber, ob es sinnvoll sein könnte, ihnen das Vorstellen einer Bewegung als Strategie anzubieten.

Gute Strategieanwendung
Die Therapeutin ist dafür verantwortlich, dass das Kind die globale Strategie anwendet und die aufgabenspezifischen Strategien entwickelt. Damit das Kind Strategien erfolgreich anwenden kann, sollte es verschiedene Strategien kennen, wissen, wann und wo sie angewendet werden können, und erkennen, dass es mithilfe der Strategien erfolgreicher sein wird.
Erwachsene können das Kind in der Strategieanwendung unterstützen, indem sie
- ihm vormachen, wie sie Strategien anwenden und üben,
- mit ihm darüber sprechen, wann und wo Strategien nützlich sind und ihm Feedback zu seinen Strategien anbieten,
- nur wenige Strategien gleichzeitig einführen, um es nicht zu überfordern,
- ihm Gelegenheiten geben, das Gelernte in neuen und anderen Situationen anzuwenden.

Strategien sind wichtig. Sie ermöglichen dem Kind, sich nicht als unfähig zu erleben, sondern zu erfahren, dass sie erfolgreich sein können.

Entdeckung begleiten
Das Besondere am CO-OP ist, dass es das Kind dazu befähigen will, selbst die Lösungen für seine Probleme zu finden. Für Erwachsene ist das der schwerste Teil in der Therapie und beim Üben zu Hause. Wir sehen relativ schnell, was falsch läuft und könnten den Kindern sofort die Lösungen anbieten. So wie es oft ein Trainer im Sport macht: Setz den Fuß mehr nach rechts, stell dich gerade hin, steh in der Mitte, wirf weniger fest etc. Manchmal sind diese direkten Hinweise auch hilfreich, wenn das Kind trotz aller Bemühungen nicht weiterkommt. Ebenso wie es helfen kann, mal kurz die Hand des Kindes zu führen, damit es die Bewegung spürt. Auf diese Art und Weise kann man dem Kind auch eine Bewegung oder Aktivität beibringen. Es wird sicher eine Weile dauern, aber vielleicht sogar weniger Geduld erfordern, als es alles selbst herausfinden zu lassen. Warum sollte man trotzdem das Kind selbst die Lösung entdecken lassen? Das hat mehrere Gründe:
- Das Kind könnte die eine Fertigkeit, die man ihm beigebracht hat, nach einiger Übung ausführen. Es wüsste aber nicht, wie es beim nächsten Problem oder unter veränderten Bedingungen vorgehen kann. Es muss wieder jemanden finden, der ihm alles vorgibt. Es bleibt abhängig von einem „Trainer".
- Das Gefühl „Ich kann nichts" und die Frustrationen kommen bei der nächsten Fertigkeit, die nicht gelingt, wieder. Es fehlt dem Kind die Überzeugung, dass es selbst Veränderungen bewirken kann.

- Das Gelernte kann nicht auf andere Fertigkeiten übertragen werden. Wenn Emily z. B. verstanden hat, dass es darauf ankommt, wo man steht und wie viel Kraft man einsetzt, wird sie diese beiden Aspekte bei einer ähnlichen Aktivität wieder überprüfen.

Das Kind profitiert also mehr, wenn es selbst entdecken darf, wie etwas geht. Es holt ja damit nur nach, was Kinder ohne motorische Entwicklungsstörungen auch tun. Nur braucht dieses Kind mehr Unterstützung, weil es weniger bei anderen abschauen kann, meist nicht weiß, worauf es bei der Aufgabe achten muss und seine Fehler nicht erkennen kann. Mit der geleiteten Entdeckung soll dies möglich werden.
Mit der Bezeichnung „geleiteter Entdeckung" meint man im CO-OP, dass die Therapeutin das Kind begleitet und anleitet, damit es die notwendigen aufgabenspezifischen Strategien selbst entdecken kann. Aufgrund der Aktivitätsanalyse mithilfe der Videoaufnahmen kennt die Therapeutin die Fehler des Kindes und weiß, an welchen Anteilen der Handlung es Strategien braucht. Sie richtet das Augenmerk des Kindes auf den Aspekt, der zuerst verbessert werden muss.
Es gibt z. B. mehrere Punkte, warum Emily beim Werfen des Säckchens scheitert. Sie stand zu weit weg und warf zu fest. Dabei warf sie mal von unten nach oben, mal mit dem Arm von oben herab. So bekam sie kein Gefühl dafür, was besser geht. Frau Berger entschied sich, zuerst den Zusammenhang von Kraft und Entfernung anzusprechen. Emily sollte erkennen, dass das Säckchen weiter fliegt, wenn sie fest wirft. Anschließend konnte Emily herausfinden, wo sie am besten stehen sollte, wie viel Kraft sie einsetzen muss und wie sie mit dem Arm am besten auf das Ziel werfen kann.

Das wäre auch schon die erste **Regel des CO-OP** für die geleitete Entdeckung:

Eins nach dem anderen!

Die Aufmerksamkeit des Kindes soll nur auf einen Aspekt gelenkt werden. Dazu muss die Therapeutin genau überlegen, welcher Aspekt der wichtigste ist und welche Informationen sie dem Kind gibt. Das Lernen komplexer Handlungen wird so in einzelne Schritte aufgeteilt. Alles auf einmal wäre eine Überforderung.

Weitere Regeln sind:

Fragen, nicht sagen!

Das Kind soll selbst überlegen und Lösungen finden. Die Therapeutin muss sich deshalb zurücknehmen und darf nicht vorgeben, was zu tun ist. Stattdessen stellt sie dem Kind Fragen. Das ist gar nicht so einfach, denn es gibt viele Möglichkeiten, Fragen zu stellen: Man kann nach einfachen Fakten fragen (In welchem Kästchen fängt man an zu hüpfen?), nach Vergleichen (Sieht Deine Schlaufe so aus wie meine?), Zusammenhänge herstellen lassen (Was passiert, wenn Du die Schlaufe da durchziehst?) oder Bewertungen anregen (Welche Schlaufe ist besser geeignet für die Schleife?).

Beim Fragen sollte man beachten:
- Die Fragen sollten sich immer direkt auf die aktuelle Ausführung der Fertigkeit beziehen.
- Es muss sicher sein, dass das Kind genug weiß, um die Frage zu beantworten.
- Ja-/Nein-Fragen sollte man eher vermeiden.
- Kurze einfache Fragen sind gut, um die Aufmerksamkeit zu lenken.
- Alternativfragen sind einfacher als ganz offene Fragen (Wann konntest Du besser zielen, als Du direkt am Rand der Matte standest oder als Du weiter weg warst?).
- Offene Fragen, d. h., wenn die Antwort nicht vorgegeben ist, sind gut für „Plan" und „Check".
- Das Kind soll Zeit zum Nachdenken bekommen.
- Die Therapeutin fasst zwischendurch immer wieder zusammen, was bereits gelöst wurde und was noch nicht.

Häufig antworten die Kinder anders, als man erwartet. Die Therapeutin entwickelt Vorstellungen darüber, wie die beste Lösung aussehen könnte. Es kann aber gut sein, dass das Kind gerade ganz anders denkt und auf eine völlig neue Lösung kommt. Wenn die Antworten nicht zu den Fragen passen, sollte sie deshalb genau zuhören und herausfinden, worüber das Kind gerade nachdenkt und ihm bei seinem eigenen Lösungsversuch weiterhelfen. Kinder kommen zu ganz überraschenden und kreativen Lösungen!

Begleiten, nicht berichtigen!

Diese nächste Regel des CO-OP passt dazu. Wenn das Kind eine falsche oder unerwartete Antwort gibt, wird diese nicht korrigiert, sondern auf anderem Weg geschickt weiter gefragt, bis das Kind selbst merkt, was nicht stimmt (oder der Erwachsene verstanden hat, worüber das Kind nachdenkt). Das erfordert sehr viel Beherrschung und Konzentration von den Erwachsenen. Wir korrigieren Kinder in der Regel ganz automatisch, ohne uns dessen überhaupt bewusst zu werden, z. B. schiebt man mal eben einen Stuhl näher an den Tisch, hält ein Blatt beim Schreiben fest oder gibt ein Kommando.

Mach es deutlich!

Das ist wichtig, damit das Kind „Aha-Erlebnisse" haben und Entdeckungen machen kann. Da es selbst nicht erkennt, woran es scheitert, müssen ihm diese Punkte bewusst gemacht werden. Zunächst richtet man deshalb die Aufmerksamkeit auf diesen wesentlichen Aspekt der Fertigkeit aus, stellt Fragen, deren Antworten offensichtlich sind. Sehr wirkungsvoll ist es auch, wenn man etwas anregt, was zu überraschenden Effekten führt, oder seine eigene Reaktion auch mal übertreibt. In der Phase von Plan und Check ist das Deutlichmachen besonders wichtig. Als Emily es zum ersten Mal schaffte, die beiden gleich großen Schlaufen zu verknoten, war ihre erste Schleife gelungen. Frau Berger hat sich deshalb ausgiebig mit ihr gefreut, fragte sie dann aber auch: „Das war super, mit welchem Plan hast Du das geschafft?" So wurde Emily der Zusammenhang von Strategie und Erfolg bewusst und sie konnte sich ihre Strategie merken.

Es gibt noch weitere **Prinzipien**, die dazu beitragen, das Kind zum eigenständigen Lernen zu befähigen. Dahinter stecken einige Theorien zum Lernen. Man kann sie aber auch sehr gut aus eigener Erfahrung heraus verstehen. Diese Prinzipien sind nicht nur für die Therapeuten wichtig, sondern auch für andere Erwachsene, die das Kind unterstützen, z. B. Eltern, Großeltern, Lehrer etc.

Lass es Spaß machen!

Macht das Lernen Spaß, ist das Kind gerne bereit, weiter zu üben und mitzumachen, auch wenn es mal schwieriger werden sollte. Kinder lernen durch das Spiel. Das Lernen sollte deshalb auch ein Spiel sein. Das kann durch das Material geschehen, das man benutzt, z. B. Glitzerstifte, um schreiben zu üben, bunte Sticker, die Handpuppe oder anderes Spielzeug, um Ziel-Plan-Tu-Check zu lernen. Auch Geschichten, Lieder und Reime können eingesetzt werden. Der Fantasie sind keine Grenzen gesetzt. Die Art und Weise, wie man mit dem Kind spricht, sollte ebenfalls spielerisch sein. Kinder haben z. B. viel Spaß, wenn Erwachsene Fehler machen oder Sachen ausprobieren, die zu lustigen Ergebnissen führen.

Fördere Lernen!

Lernen kann durch verschiedene Techniken unterstützt werden. Bei der Regel „Mach es deutlich!" wurde schon erwähnt, dass man Erfolge mit dem Kind „feiert", ihm bewusst macht, was gut geklappt hat, und damit das richtige Vorgehen des Kindes verstärkt. Es gibt viele Möglichkeiten, das Kind zu loben: Immer wenn es etwas gut macht, wie z. B. einen neuen Plan ausdenkt und prüft, sich beim Üben anstrengt. Auch kleine Fortschritte sollten bewusst gemacht werden. Dabei sollte man genau sagen, was es gut macht oder wie der Fortschritt aussieht. Das Lob kann durch die Therapeutin, die Handpuppe, die Eltern oder andere Bezugspersonen ausgesprochen werden. Man kann auch Aufkleber oder besondere Belohnungen verwenden und die Ergebnisse in der Praxis ausstellen. Weitere Unterstützungsmöglichkeiten sind:

- **Vormachen** und dabei die Aufmerksamkeit auf wichtige Details lenken, z. B. wie mache ich die Schlaufen, nacheinander oder gleichzeitig?
- **Vereinfachen der Aufgabe:** Ist die Aufgabe sehr komplex (siehe *Bewegungen und Fertigkeiten lernen*) kann man sie zunächst unter einfachen Bedingungen durchführen und dann nach und nach die Anforderungen steigern, z. B. könnte man zuerst dickere Schnürsenkel zum Schleifebinden nehmen und dann dünne.
- **Impulse geben:** Manchmal braucht das Kind Hinweise, z. B. weil es sich nicht merken kann, wo es stehen muss, wie der nächste Schritt aussehen muss oder wie fest es drücken muss. Hinweise können entweder Fragen, Merksprüche oder Kommandos sein, Markierungen oder Geräusche, oder eine Berührung. Die Impulse lässt man dann nach und nach wieder weg, wenn das Kind verinnerlicht hat, worauf es achten muss.

- **Verketten von Einzelschritten:** Wenn eine Aufgabe aus vielen einzelnen Schritten besteht, kann man die Schritte einzeln üben, z. B. erst die Schlaufen, dann die Knoten. Anschließend fügt man sie aneinander, dabei können wieder Impulse helfen, sich zu merken, was der nächste Schritt ist, z. B.: Hände bis zur Blume, dann knoten.
- **Direktes Lehren:** Wenn das Kind zu wenig von der Handlung weiß oder sich vorstellen kann, erklärt und zeigt man ihm den Ablauf und die Regeln. Für die Ausführung sollte es dann aber wieder eigene Strategien einsetzen. Nur wenn es einmal gar nicht klappt, kann man dem Kind eine Strategie vorgeben.

Strebe Selbstständigkeit an!

Das Kind soll von Unterstützung unabhängig werden und selbst Lösungen finden können. Am Anfang benötigt es noch viele Fragen, Hinweise und Rückmeldungen. Nach und nach werden diese jedoch verringert und das Kind übernimmt selbst die Steuerung des Lernens. Die Hausaufgaben sind dafür sehr wichtig. Sie dienen nicht nur dem Einüben, sondern zeigen Kind, Eltern und der Therapeutin auch, wie selbstständig das Kind schon ist.

Fördere Generalisierung und Transfer!

Generalisierung und Transfer bedeuten, dass das in der Therapie Gelernte verallgemeinert und in den Alltag und auf andere Aktivitäten übertragen wird. Das Kind kann die Fertigkeit auch zu Hause, in der Schule und an anderen Orten anwenden. Es nutzt sie, um etwas Ähnliches zu lernen oder eine ähnliche Situation zu bewältigen. Benutzt das Kind z. B. eine Markierung im Therapieraum, um sich eine Absprungstelle zu merken, fragt die Therapeutin, wie es zu Hause oder auf dem Pausenplatz die richtige Stelle finden kann. Manche Strategien sind auch hilfreich in neuen Situationen, z. B. beide Hände gleichzeitig einzusetzen. Man fragt das Kind deshalb, ob es ein ähnliches Problem schon mal gelöst hat und ob es sich noch erinnere, wie es das gemacht hat.

Dauer und Format der Therapie

 Emily, Teil 5

Emily kommt heute zum letzten Mal zu Frau Berger. Inzwischen hat sich viel verändert. Frau Berger möchte das noch mal genau festhalten. Dazu bittet sie Emily, noch einmal alle drei Aktivitäten je drei Mal auszuführen. Sie nimmt wieder ein Video auf. Zuerst bindet Emily die roten Schuhe zu. Das macht ihr jetzt keine Mühe mehr, die Blumen auf den Schuhen sind auch verschwunden. Sie weiß auch so, wie groß die Schlaufen sein müssen, damit sie einen festen Knoten machen kann und die Enden nicht zu lang sind. Es klappt nicht immer gleich perfekt, aber die Schleifen funktionieren: Sie halten, es gibt keine Enden, über die Emily stolpern könnte.
Das Hüpfkästchenspiel gelingt ihr beim ersten Mal fehlerfrei. Beim zweiten Versuch trifft sie ein Kästchen erst mit dem zweiten Wurf und beim dritten Versuch landet sie einmal auf zwei Füßen. Aber sie kann das Spiel gut genug, um mit den anderen Kindern mitzuhalten. Mit der Zeit wird es sicher noch besser werden.
Das Schreiben braucht auch noch einige Übung. Man sieht aber große Fortschritte vor allem bei den Buchstaben, die man vorher kaum erkennen konnte. Auch bricht ihr der Bleistift nicht mehr ab, da sie nicht mehr so fest drückt. Das Blatt hält Emily mit der anderen Hand fest und sie achtet auch darauf, dass sie die Füße aufstellen kann und insgesamt mehr Halt hat.
Emily ist neugierig und Frau Berger zeigt ihr die Aufnahmen von der ersten Therapiestunde. Sie sprechen noch mal über die Strategie „Ziel-Plan-Tu-Check" und die Strategien, die Emily selbst gefunden hat. Die Ergotherapeutin fragt, welche sie zu Hause und in der Schule benutzt. Emily und ihre Mutter schätzen noch mal anhand von Punkten ein, wie gut Emily die drei Aktivitäten jetzt kann und wie zufrieden sie damit sind. Beide geben wesentlich mehr Punkte als am Anfang. Emily ist mit dem Schreiben etwas zufriedener als Frau Schmidt, die sich noch mehr Verbesserungen wünscht und dass Emily weiter übt. Das Fahrradfahren will der Vater mit Emily in den Osterferien üben. Eventuell holt er sich dann bei Frau Berger noch mal einen Rat. Die Therapeutin überreicht Emily zum Abschied eine Urkunde. Darauf sieht man den Piraten Ziel-Plan-Tu-Check und es steht geschrieben:

Urkunde für Emily

Du hast gelernt,
- eine Schleife zu binden,
- Hüpfkästchen zu springen und
- deutlich zu schreiben.

Herzlichen Glückwunsch!

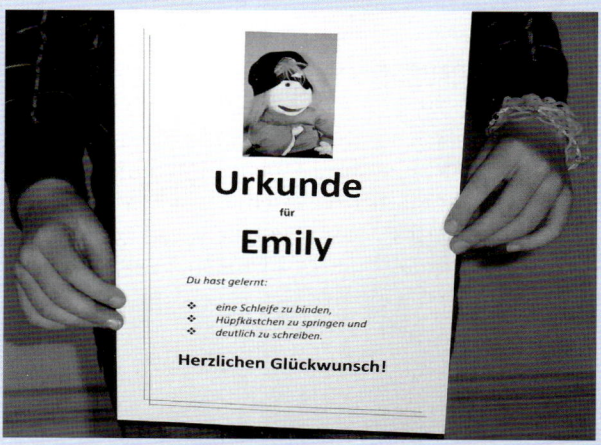

Abb. 12: Die Urkunde für Emily

Frau Berger bewertet im Anschluss an die Stunde auch die zweiten Videoaufnahmen mit Punkten und bittet auch eine Kollegin um eine unabhängige Einschätzung. Sie wertet die Ergebnisse von Emilys und Frau Schmidts Befragung aus. Anschließend schickt sie einen kurzen Bericht an die Kinderärztin über das Ergebnis der Therapie. Sie geht davon aus, dass die Familie Schmidt in Zukunft Emily alleine beim Lernen unterstützen kann. Sollten Probleme auftauchen und eine Beratung notwendig werden, steht sie weiter zu Verfügung.

Das CO-OP ist in Kanada auf ca. 13 Therapiestunden à 60 Minuten ausgelegt. Dabei sind die ersten 2 Stunden für die Vorbereitung gedacht, 10 Stunden für das Lernen der Aktivitäten und 1 Stunde für die Abschlussüberprüfung. Das sind ungefähre Richtwerte. In Deutschland sind z. B. 45 Minuten Therapie üblich, dadurch werden mehr Stunden gebraucht. Je nach Alter, Entwicklungsstand und Unterstützung des Kindes zu Hause kann auch mehr Zeit nötig sein.

Meist werden in einer Therapiestunde zwei Aktivitäten gelernt und dann zu Hause weitergeübt. Die dritte Aktivität kann auch zu einem höheren Anteil zu Hause geübt werden, damit die angestrebte Selbstständigkeit erreicht wird. Die Therapeutin wirkt dann nur moderierend und als Beraterin, während die beiden anderen Aktivitäten weiter in der Therapiestunde geübt werden.
Steht nur eine kürzere wöchentliche Therapiezeit zur Verfügung, kann möglicherweise nur an einer Tätigkeit gearbeitet werden. Dann benötigt man mehr Stunden. Für jüngere Kinder und Kinder mit anderen Beeinträchtigungen gibt es die Möglichkeit, den Ablauf anzupassen.

Eltern und andere Bezugspersonen

Um eine Fertigkeit zu erlernen, braucht man regelmäßige Übung. Dabei macht es wenig Sinn, einmal pro Woche in der Therapie eine Stunde zu üben. Der Effekt bleibt dann gering, weil nur ein Teil gespeichert werden kann und vieles wieder vergessen wird. Effektiver ist es, jeden Tag eine kurze Zeit zu üben. 15-20 Minuten können schon ausreichen, aber die Regelmäßigkeit ist wichtig. Auch das Ausruhen nach dem Üben darf nicht vergessen werden. Das hilft dem Gehirn, das Gelernte zu verarbeiten und zu behalten. Regelmäßiges Üben und anschließende Ruhephasen können nur die Eltern und Bezugspersonen des Kindes sicherstellen. Die Therapeutin zeigt ihnen, wie sie mit dem Kind üben können, und kann sie beraten, im Tagesablauf dafür feste Zeiten einzuplanen. Das Üben selbst kann sie ihnen aber nicht abnehmen. Deshalb ist es sehr wichtig, dass Eltern oder andere Betreuungspersonen zumindest an den ersten Therapiestunden teilnehmen. Sie lernen die globale Strategie kennen, erfahren, wie die Therapeutin das Kind unterstützt und eignen sich an, worauf bei den Hausaufgaben geachtet werden sollte.
Hat das Kind keine Bezugsperson, die ihm beim Lernen zu Hause helfen kann, ist die Anwendung des CO-OP in der oben beschriebenen Form nicht möglich. Die Therapeutin muss überlegen, ob es andere Lösungen gibt, beispielsweise zu Beginn der Therapie zwei bis drei Therapiestunden in der Woche durchzuführen, um die Strategieanwendung und das Üben zu verinnerlichen. Einige Kinder können dann möglicherweise anschließend zu Hause alleine üben. Man könnte auch versuchen, die Lehrer in der Schule zu beraten und sie um Mithilfe zu bitten. Manche Familien haben eine Familienhilfe, die sie unterstützt, eventuell wäre das auch eine Person, die man gewinnen könnte, mit dem Kind zu üben. Oder ein Erzieher im Hort ist dazu bereit. Dann wäre es auch die Aufgabe der Therapeutin, diese Personen zu schulen und zu beraten.

Tagesgestaltung

Zu Beginn der Therapie hat sich Frau Berger dafür interessiert, wie der Alltag von Emily aussieht. Der Tages- und Wochenablauf kann das Lernen unterstützen oder auch behindern.

Schlafen
Ein wichtiger Punkt ist ausreichender Schlaf. Kinder im Schulalter sollten ca. 10 Stunden schlafen, Vorschulkinder 10 bis 12 Stunden. Nur dann hat der Körper Zeit, sich zu erholen, Wachstum vorzubereiten, Gelerntes zu verarbeiten und zu speichern. Viele Kinder müssen sehr früh aufstehen und sind in den ersten Schulstunden müde. Man hat in Versuchen festgestellt, dass sich Aufmerksamkeit und Lernergebnisse verbessern, wenn die Schule erst nach 8:30 Uhr beginnt. Leider ist das in den wenigsten Schulen der Fall. Es ist deshalb wichtig, dass die Kinder frühzeitig ins Bett gehen. In der ersten Klasse kann es für die Kinder sinnvoll sein, nach dem Mittagessen eine Ruhepause einzulegen. Sie müssen dann nicht schlafen. Ruhephasen mit Musik oder einer Geschichte ermöglichen es, Erlebtes zu verarbeiten und neue Energie zu sammeln für den Nachmittag. Geeignet sind auch leichte Yoga-Übungen und Entspannungsgeschichten, z. B. aus dem Autogenen Training für Kinder.

Morgentoilette
Wenn das Kind sich aufgrund seiner motorischen Probleme noch nicht gut selbst anziehen und waschen kann, es Probleme hat, sich selbst ein Brot zu machen etc., kommt es bereits morgens in Stress, wenn alles schnell gehen soll. Es kann dann sinnvoller sein, ihm einen Teil des Anziehens oder Essenmachens abzunehmen und ihm dafür ein ruhiges Frühstück zu ermöglichen. Das Anziehen kann dann besser am Nachmittag oder Abend geübt werden, wenn kein Zeitdruck herrscht. Klappt es besser, nimmt man die Hilfen zurück und kann allmählich Teile der Handlungen in die tagesübliche Zeit integrieren, bis schließlich alles in der notwendigen Zeit ausgeführt werden kann.

Hausaufgaben
Für die Hausaufgaben, die mit dem motorischen Lernen zu tun haben, also die Therapieaufgaben, sollte ein regelmäßiger Termin im Tagesablauf eingeplant werden. Sonst kommt doch immer wieder etwas dazwischen. Am besten geeignet ist eine ruhige Zeit nach dem Ausruhen oder nach dem Abendessen. Letztere hat den Vorteil, dass das Kind anschließend ins Bett geht und auch wieder eine Ruhephase zur Verarbeitung hat. Manche Aktivitäten kann man auch dann üben,

wenn sie sowieso dran sind, z. B. Knöpfe zumachen am Schlafanzug. Auch beim Üben zu Hause soll Lernen Spaß machen und spielerisch erfolgen. Lob ist der Schlüssel zum Erfolg und hält den Lern-Motor des Kindes am Laufen. Vor allem sollte es dafür gelobt werden, dass es sich anstrengt und weiterlernt, auch wenn es schwierig wird.

Freizeitaktivitäten und Wochenplan

Manche Kinder haben heutzutage Terminpläne wie Manager. Nach der Schule kommen diverse Trainings wie Fußball, Ballett oder Tanz, Klavierunterricht, manche lernen zusätzlich Chinesisch oder Englisch. Es ist verständlich, dass Eltern ihren Kindern die besten Chancen für ihr späteres Leben bieten möchten. Bei Kindern mit motorischen Entwicklungsstörungen muss aber genau überlegt werden, wie man ihnen die besten Chancen zum Lernen gibt. Dabei ist weniger sicher mehr. Es hat noch nicht alle Fertigkeiten gelernt, die andere Kinder bereits können. Um nachzuholen, geht es zur Therapie und erledigt die entsprechenden Hausaufgaben. Zusammengenommen mit den Hausaufgaben für die Schule kann das schon völlig ausreichend sein und die Nachmittage bereits ausfüllen. Das Kind braucht auch noch Zeit, um frei zu spielen, zu machen, worauf es gerade Lust hat, mit den Geschwistern oder Freunden zu spielen etc. Kreativität entsteht aus einem Schuss Langeweile und Leerlauf.

Ganz normale Alltagshandlungen bieten zahlreiche Lernmöglichkeiten: Wäsche aufhängen und zusammenfalten, Geschirr wegräumen, Gemüse schneiden, staubsaugen, backen, Blätter zusammenfegen, Blumen gießen etc. Dabei lernt das Kind viel über Bewegung und Zusammenhänge und entwickelt neue Fertigkeiten. Wenn es Probleme gibt, kann es die Ziel-Plan-Tu-Check-Strategie anwenden, um Lösungen zu finden.

Kann das Kind noch nicht an Freizeitaktivitäten teilnehmen, für die man motorisch geschickt sein muss, sollte man Alternativen suchen, bei denen es mit Gleichaltrigen in Kontakt kommt. Vielleicht hat es Spaß am Singen, an Sprachen oder Spielgruppen. Wenn es in der Therapie Fortschritte gemacht hat, sollte es möglich sein, auch an den sportlichen Aktivitäten wie Fußball, Judo, Inlinerfahren etc. teilzunehmen. Die Therapeutin kann über Freizeitaktivitäten beraten.

Fernsehen und Computerspiele

Für viele motorisch ungeschickte Kinder sind das Fernsehen und der Computer beliebte Freizeitbeschäftigungen. Sie werden so weniger mit ihren Problemen konfrontiert. Das ist verständlich. Leider sind damit aber viele Nachteile verbunden:
- Die motorischen Probleme bestehen fort.
- Das Kind bleibt isoliert.

Fernsehen und die meisten Computerspiele sind für die Gehirnentwicklung verlorene Zeit. Beim Fernsehen lernt das Kind nicht, sich zu bewegen, die Phänomene in seiner direkten Umwelt zu verstehen und sich an sie anzupassen. Es wird lediglich unterhalten.

Computerspiele sind meist sehr einseitig ausgerichtet. Im Gehirn entwickeln sich die Areale weiter, die man für das Spiel braucht. Das Kind lernt also, immer besser im Spiel zu werden. Für den Alltag bringt es ihm aber keine neuen Fertigkeiten.

Raumgestaltung

Die Räume, in denen wir leben, haben einen Einfluss auf die Tätigkeiten, die wir ausüben und darauf, ob wir uns wohlfühlen. Kinder mit motorischen Entwicklungsstörungen brauchen (wie alle anderen Kinder) den Platz und die Möglichkeiten, um sich zu bewegen. Wenn sie dazu neigen, sich eher ruhig zu beschäftigen, kann die Gestaltung des Kinderzimmers oder der Wohnung noch wichtiger sein. Die Räume sollten zu Bewegung auffordern. Das kann z. B. erreicht werden, indem man freie Flächen schafft, einen Teppich oder eine Matte anbietet, Material wie Seile, Teppichfliesen, Kletterelemente, ein Trampolin u. Ä. zum Üben zur Verfügung stellt. Sollte das nicht möglich sein, sind regelmäßige Besuche auf einem Spielplatz oder in einem Indoorspielplatz zu empfehlen. Achten Sie auch bei der Entscheidung für einen Kindergarten oder Hort darauf, wie das Bewegungsangebot aussieht.

Arbeitsplatz und Material

Bei Kindern mit feinmotorischen Problemen ist es wichtig, dass Tisch und Stuhl zusammenpassen und die richtige Höhe haben. Die Füße des Kindes sollten fest auf dem Boden aufstehen und dadurch Stabilität haben. Wenn die Unterarme auf dem Tisch liegen, sollten sie einen rechten Winkel im Ellbogen bilden. Manche Kinder kommen besser mit einer schrägen Tischplatte zurecht. Sie sitzen dann aufrechter und halten ihren Kopf nicht so tief. Die Therapeutin kann beraten, welche Sitzhaltung für ein Kind am besten ist. Sie kennt auch eine Auswahl an Stiften, Griffverdickungen, Füllern und Scheren, die die Handhabung erleichtern und die das Kind ausprobieren kann. Ist das Kind Linkshänder, sollte man auch darauf achten, dass es einen geeigneten Füller und eine Linkshänderschere hat. Es gibt inzwischen immer mehr Werkzeuge und Geräte, die sowohl von Links- als auch von Rechtshändern benutzt werden können.

Mit der Lehrerin kann man absprechen, ob übergangsweise breitere Linien, größere Kästchen oder Tintenroller statt Füller benutzt werden dürfen.

Auch das Spielmaterial sollte so gewählt sein, dass es zunächst weniger große Anforderungen an die Geschicklichkeit stellt, z. B. Griffe, die gut in der Hand liegen, Bauklötze, die man gut zusammenstecken kann etc. Nach und nach können dann die Anforderungen gesteigert werden.

Jüngere Kinder

Das CO-OP regt die Fähigkeit des Kindes an, sich selbst zu steuern. Das setzt voraus, dass das Kind sich ausreichend sprachlich verständigen kann. Es muss aufmerksam sein und zuhören können. Vom Denkvermögen her muss es Zusammenhänge verstehen und Schlussfolgerungen ziehen können. Vom Verhalten her muss es auf die Anregungen der Therapeutin eingehen können. Die meisten Kinder ab 5 Jahren sind dazu in der Lage. Für sie kann das Vorgehen etwas abgewandelt werden:

- Aufgaben kürzen und abwechslungsreich gestalten, z. B. verschiedene Stifte nehmen etc.
- die Aufgaben häufiger wechseln, etwa 15 Minuten für eine Aufgabe
- mehr Wiederholungen und mehr Verstärkung
- spielerisch vorgehen
- eventuell 45 Minuten statt 60 Minuten pro Therapiestunde
- mehr Therapiestunden zum Lernen von drei Aktivitäten einplanen

Für Kinder unter 5 Jahren ist das CO-OP nicht geeignet. Jüngere Kinder können Strategien noch nicht selbst ableiten. Der Einfluss der Eltern und der Umwelt spielt deshalb die Hauptrolle. Im Alltag und in der Umgebung zu Hause und im Kindergarten kann durch Raumgestaltung, Materialangebot und Aufgaben viel erreicht werden. Dazu benötigen Eltern und Erzieher eine Beratung durch Ergotherapeuten. Eventuell kann auch ein Hausbesuch oder ein Besuch im Kindergarten hilfreich sein, um Möglichkeiten für eine gezielte Förderung des Kindes herauszufinden. Besonderer Wert sollte dabei auf sich täglich wiederholende Aktivitäten gelegt werden. Rituale und Routinen prägen in hohem Maße, was gelernt wird. Darin steckt ebenso ein großes Potenzial wie eine große Gefahr. Verbringt das Kind zu viel Zeit mit Unterhaltungsangeboten wie Fernsehen und zu wenig Zeit mit Aufgaben, die es fordern, wird es wenig Fortschritte machen.

Kinder mit weiteren Beeinträchtigungen wie ADHS

Wie bereits erwähnt, treten motorische Entwicklungsstörungen häufig auch bei Kindern auf, die noch andere Probleme haben, wie z. B. ADHS. Sollte das der Fall sein, nimmt sich der Kinderarzt oder Kinder- und Jugendpsychiater beiden Beeinträchtigungen an. Wenn die Aufmerksamkeitsstörung behandelt wird, wirkt sich das auch positiv auf das motorische Lernen aus. Umgekehrt wird auch durch das CO-OP auf die Aufmerksamkeitsstörung eingegangen. Dazu werden folgende Modifikationen eingesetzt:
- in einer Therapiestunde nur zwei Ziele angehen
- Geschichten, Comics, Rollenspiele einsetzen, um die Ziele zu verdeutlichen
- Therapiestunde klar strukturieren
- deutlich und mehr verstärken
- möglichst viele gemeinsame Therapiestunden mit den Eltern, die Eltern sollten immer in den letzten 10 Minuten der Therapie dabei sein, damit sie wissen, was und wie sie zu Hause unterstützen können
- 2-4 zusätzliche Therapiestunden
- eventuell Lehrerin oder Lehrer einbeziehen

Für Kinder mit ADHS sind folgende Strategien besonders wichtig:
- Verhalten selbst regulieren lernen
- Aufmerksamkeit für das, was man tut
- Umwelt verändern (z. B. im Klassenraum vorne, allein oder neben ruhigen Nachbarn sitzen)
- Aufgabe verändern oder genauer machen

Schlusswort

Kinder mit motorischen Entwicklungsstörungen haben verschiedene Probleme im Alltag, sie erfahren in unterschiedlicher Weise Unterstützung durch ihr Umfeld und reagieren individuell auf ihre Situation. Jedes Kind muss deshalb seine eigenen Strategien finden, um Probleme lösen und Fertigkeiten lernen zu können. Die Begleitung und Unterstützung muss deshalb auch für jedes Kind individuell erfolgen.

Literatur, Webseiten und Kontaktadressen

Literatur

Petermann, F., Kastner, J.: Erfassung der motorischen Leistungsfähigkeit mit der Movement ABC-2. Download unter http://www.pearsonassessment.de/upload/PDFs/ArtikelMovementABC-2.pdf

Eliot, L. (2003): Was geht da drinnen vor? Die Gehirnentwicklung in den ersten fünf Lebensjahren. Berlin Verlag. Berlin, 4. Aufl.

Eliot, L. (2010): Wie verschieden sind sie? Die Gehirnentwicklung bei Mädchen und Jungen. Berlin Verlag. Berlin

Largo, R.H. (2009): Kinderjahre. Piper Verlag. München

Polatajko, H.J., Mandich, A. (2008): Ergotherapie bei Kindern mit Koordinationsstörungen. Der CO-OP Ansatz. Thieme Verlag. Stuttgart

Stemme, G., von Eickstedt, D. (1998): Die frühkindliche Bewegungsentwicklung – Vielfalt und Besonderheiten. Verlag selbstbestimmtes leben. Düsseldorf

Stiftung Warentest (2002): Kinder. Stiftung Warentest, Berlin

Von Loh, S. (2001): Entwicklungsstörungen bei Kindern. Kohlhammer Verlag. Stuttgart

Zimmer, R. (2004): Handbuch der Psychomotorik. Theorie und Praxis der psychomotorischen Förderung von Kindern. Herder Verlag. Freiburg

Webseiten

- http://www.sgvt-sstcc.ch/de/ratgeber-fuer-patientinnen/psychische-stoerungendes-kindes-und-jugendalters/motorische-entwicklungsstoerungen/index.html
- Leitliniensuche: http://www.awmf.org/leitlinien/leitlinien-suche.html
- Leitlinie für motorische Entwicklungsstörungen: Registernummer 022 - 017
- Patienteninformation zur Leitlinie: http://www.awmf.org/leitlinien/patienteninformation.html
- ICD-10-GM Version 2011. Kapitel V Psychische und Verhaltensstörungen (F00-F99). Entwicklungsstörungen (F80-F89). http://www.dimdi.de/static/de/klassi/diagnosen/icd10/htmlgm2011/block-f80-f89.htm
- www.elternimnetz.de
- www.familienhandbuch.de

- www.familienhandbuch.ch
- www.seht.de
- www.psychomotorik-therapie.ch/

Selbsthilfegruppe

- bundesweit

Bundesvereinigung SeHT –
Selbständigkeitshilfe bei Teilleistungsschwächen e.V.
www.seht.de
E-Mail: bv@seht.de
Tel.: 0621-685 88 42